IgA 腎症の発症機序
−ヘモフィルス・パラインフルエンザ菌体外膜抗原と扁桃−

■ 鈴木　亨　鈴木クリニック院長

総合医学社

はじめに

　昭和55年3月に新潟大学医学部を卒業して，"大学で腎臓病の研究をする"との覚悟で母校の第2内科へ入局をして，同年4月から内科研修を開始した．
　内科前期研修の2年目（昭和56年）は，5月の連休明けから信楽園病院での研修がスタートしたが，研修初日からネフローゼ症候群の患者の主治医となり，指導医の鈴木正司先生から「今日の昼から腎生検となっているから．穿刺してもらうよ」と言い渡された．大学での研修では，腎生検は指導医クラスの先輩医師に依頼して腎生検の準備と介助を数回しただけであり，まさか自分で腎生検の穿刺をするとは考えていなかったので，昼食もそこそこに腎生検の手技に関する教科書を何回も読み直した．医局で，私が1回で穿刺に成功しなかったら，鈴木先生に代わるとの打ち合わせをして，病棟に向かった．病室では，透視下でもエコー下でもなく，腹部単純撮影された1枚のX線写真を頼りに，女性患者Tさんの背中にマジックで作図をして穿刺点を決定した．鈴木（正）先生に「この穿刺点でよいか？」と目配せをして，大きく頷くのを確認して，消毒から穿刺へと一気に移った．シルバーマン針の二叉針の間に腎臓組織が顔を出したのを確認した途端，一瞬に緊張が解けて安堵感に変わっていったのを覚えている．最初の腎生検は無事完了し，今でも大切に保存しているが，膜性腎症の典型的なIgGの糸球体沈着像であり，その沈着の美しさと神秘さに眼が奪われたことを覚えている．
　第2内科の関連病院への研修出張後，私は腎班の組織（形態）グループに属して，蛍光抗体法による診断を担当することになった．入局時の希望としては免疫電顕を駆使した研究を考えていたが，荒川正昭教授からまずは蛍光抗体法を身につけてからと指示を受け，蛍光抗体法チームのリーダーだった鈴木康仁先生から，蛍光抗体法に対する組織処理法，組織所見の見方，抗体の評価の仕方，抗体の保存法など，基礎から学ぶことができた．
　腎組織グループに属してからは，院内および関連病院にて実施された腎生検組織に対する病理診断が日課となった．年間600症例前後になることもあり，学会や臨床で多忙で組織室に行けない日が数日続くと，早急に蛍光抗体組織処理，蛍光顕微鏡撮影，現像されたスライド検討による蛍光抗体法組織診断書の作成そしてスライド整理の一連の作業をしなければならない標本が10〜20数例にもなり，平日の夜間，週末そして休日・祭日に処理する生活が続き，これも"組織グループの宿命"と，組織グループの先輩・後輩とお互いに愚痴も言

わずによくも頑張ったものだ．実際，自分で関係した症例は数千例に達した．ある時は，腎生検依頼書の臨床データを読んでから蛍光顕微鏡を覗いて蛍光抗体診断を考えたり，光顕所見あるいは電顕所見を想像したりして，後日の正式な光顕診断と電顕診断と照らし合わせることを繰り返し，またある時は何の情報も頭に入れずに先入観なく顕微鏡を覗いて診断を考えてみることを繰り返した．この地道なルーチンワークにより，糸球体疾患の病理組織と臨床所見との比較が知らず知らずの間に頭の中に整理され，糸球体疾患の病態をはじめ IgA 腎症を研究するうえでとても大切な基礎知識となった．さらに，ルーチンワークに費やした時間やエネルギーにより，少なくとも蛍光抗体所見の読み方に関しては，誰にも引けをとらないとの自信と，「引けをとってたまるか」との自負を植え付けられた．この気持ちは，組織グループなら全員が共感できるものと信じている．私は，挫けそうになった時には，野口英世博士がロックフェラー医学研究所において，寸暇を惜しんで顕微鏡を覗き続け，ついには麻痺性痴呆患者の脳内に *Treponema pallidum*（梅毒スピロヘータ）を証明し，梅毒スピロヘータに起因する疾患であることを突き止めた気概を思い出しては頑張った．

　腎生検の凍結切片は，光顕診断，蛍光抗体法診断および電顕診断ができ上がって初めて価値が出て貴重な存在になった．1例ずつ診断を確認して，凍結切片が乾燥しないようにラップで大切に丁寧に包装後，再度−80℃で凍結保存して，必要に応じて凍結切片を研究に使用した．組織診断のルーチンワークをこなして，ようやく研究に使用できる凍結切片は，まさに日々の苦労に対するご褒美であり貴重な宝物であった．また，現在のように患者さんの診断のために採取された組織に対してインフォームド・コンセントを必要としない時代だった．それだけ，診断が確定した凍結切片に対するこだわりは強かった．実際，国内外の施設で，これだけ多くの，さらに的確な診断のうえに分類された凍結切片を使用できる研究者はいないと思ったし，それを利用できる状況に感謝した．凍結切片の抗原性保持は，我々の保存処理の方法では数年が限度であると経験上考えられたので，宝の持ち腐れにならないように，来る日も来る日も凍結切片の免疫染色に明け暮れた時期があった．

　糸球体疾患の病態に関係すると考えられる抗原（物質）に対する抗体を，国内外から入手して凍結切片の免疫染色を行った．今思うと，その数は数千枚に達したと思う．世界中のどの研究者も観察したことがない蛍光顕微鏡の蛍光を，糸球体内に認めた時の興奮は喩えようもないもので，教科書にも文献にも記載がない抗原あるいは抗体の糸球体沈着の経緯に対する仮説を考えながら顕微鏡を覗くことは，地図に載っていない未知の土地を探索するに似た気分だった．

蛍光抗体法のテクニック自体は簡単に誰にでもできるものであり，現在のDNA 処理法が誰にも簡単に正確にできると同様で，簡単な研究手技であるため臨床材料である凍結切片こそが大切な宝物であり研究の生命線と考えたので，あとはアイデアつまり独創的な考え方こそが重要なんだと心に刻み，常に疾患の発症原因に対する発想を最重要課題と意識して顕微鏡下の様々な免疫沈着物の由来を想像した．

　昭和 59 年正月明けに，チーフの鈴木康仁先生から「インパクトのある研究は患者が多い疾患でなければダメだ．蛍光抗体法チームとしては，その診断的能力からしても IgA 腎症をドラちゃん（私のあだ名）が選択しても，他のグループともめることはないだろうから，ドラちゃんは IgA 腎症を研究しろ」と言われたのが IgA 腎症研究の始まりだった．IgA 腎症における，(1) IgG と IgM の糸球体沈着の意義，(2) 補体沈着の意義，(3) IgA1 の糸球体優位沈着，(4) secretory component の糸球体沈着，(5) J chain の糸球体沈着および (6) 発症形式（急性発症型および潜在型）の検討などの研究・論文発表を行い，ついには病因抗原の追求に進んで行った．詳細は省くが，"IgA 腎症の病因抗原としての *Haemophilus parainfluenzae* 菌体外膜抗原および扁桃の関与"として研究が進展したが，これは第 2 内科の佐藤浩和先生と塚田弘樹先生，デンカ生研（株）の中臣康雄氏および新潟大学の小谷昌司教授の研究協力の賜物である．

　平成 7 年 4 月に福井医科大学（現福井大学）に転任後は，当時大学院生だった山本智恵先生，病院検査部の臨床検査技師の皆さんの研究協力により，そして他科および他施設との共同研究によりさらに研究は進展した．

　平成 14 年 10 月末に大学を辞し個人医院を開いてからは，腎疾患診療の最前線に立ち地域医療に貢献すべく頑張っているが，学会に参加するたびに，研究発表や研究論文に接するにつけ，これまで頑張ってきた IgA 腎症の発症機序に関する研究成果をこのまま埋もれさせてしまって良いのかと考えるようになった．そこで，未発表の研究成果も含めて研究資料の整理をして本書を著すことにした．

　大学を辞して 10 年余りとなるが，IgA 腎症の発症機序に関する研究の進展は緩徐であり，研究者が自らの研究（技術）の枠を超越して発症機序の解明に突き進むべき時期と考える．

　本書に記した研究成果を踏み台にして，後輩の研究者がさらなる輝かしい研究成果をあげることができる一助となれば，この本を著した意義が示されて望外の喜びである．

平成 27 年夏　夜間透析診療中の医局にて

目　次

1. IgA 腎症の定義 ———————————————————————————— 1
2. IgA 腎症の疾患概念 ————————————————————————— 1
3. IgA 腎症の診断基準 ————————————————————————— 2
4. IgA 腎症における免疫グロブリン IgG と IgM の糸球体沈着の意義 ——— 3
5. IgA 腎症における補体の糸球体沈着の意義 ————————————— 4
6. IgA 腎症における糸球体沈着 IgA の性状 —————————————— 5
7. IgA 腎症の発症形式（急性発症型および潜在型）の検討 ——————— 9
8. IgA 腎症の発症機序（仮説）————————————————————— 10
9. IgA 腎症の実験モデルの病因抗原 ————————————————— 12
10. IgA 腎症の病因抗原 ————————————————————————— 12
11. IgA 腎症の発症機序：想定した病因仮説 —————————————— 14
12. IgA 腎症の発症機序：*Haemophilus parainfluenzae* 菌の着想 ———— 15
13. *Haemophilus parainfluenzae* について ——————————————— 20
14. *Haemophilus parainfluenzae* に対する血中 IgA 型抗体 ——————— 21
15. 家兎抗 *Haemophilus parainfluenzae* 抗体の作製 —————————— 22
16. *Haemophilus parainfluenzae* 菌体外膜抗原のアミノ酸分析 ————— 25
17. IgA 腎症患者における *Haemophilus parainfluenzae* 菌体外膜抗原の糸球体沈着 ———————————————————————————— 26
18. IgA 腎症における IgA 型抗 *Haemophilus parainfluenzae* 抗体価の高値 ———————————————————————————————— 28
19. 糸球体 IgA 沈着と IgA 型抗 *Haemophilus parainfluenzae* 抗体価の関係（IgA 腎症および他の糸球体疾患において）——————————— 29

20. IgG 型および IgM 型抗 *Haemophilus parainfluenzae* 抗体の存在 ── 30

21. IgA 腎症および他の糸球体疾患における IgG 型と IgM 型抗 *Haemophilus parainfluenzae* 抗体価 ── 31

22. IgA 腎症および他の糸球体疾患における糸球体 IgG（IgM）沈着と IgG（IgM）型抗 *Haemophilus parainfluenzae* 抗体価の関係 ── 32

23. IgA 腎症の急性発症時における肉眼的血尿と IgA 型，IgG 型および IgM 型抗 *Haemophilus parainfluenzae* 抗体価の関係 ── 33

24. IgA 腎症および他の糸球体疾患における血清中 IgA（IgG, IgM）値と血清中 IgA（IgG, IgM）型抗 *Haemophilus parainfluenzae* 抗体価の関係 ── 34

25. IgA 腎症における *Haemophilus parainfluenzae* と扁桃・扁桃リンパ球に関する研究 ── 38

26. 扁桃における抗原提示 ── 39

27. IgA 腎症における扁桃の関与 ── 39

28. IgA 腎症患者の扁桃組織における IgA, IgG, IgM, IgA1 および IgA2 陽性細胞に関する研究 ── 41

29. IgA 腎症における扁桃組織構成リンパ球の特徴に関する研究 ── 43

30. *Haemophilus parainfluenzae* 菌体外膜抗原と扁桃組織における局在 ── 44

31. IgA 腎症患者扁桃・咽頭から分離される *Haemophilus parainfluenzae* の遺伝型の研究 ── 47

32. IgA 腎症および他の糸球体疾患における唾液中 IgA 値と唾液中 IgA 型抗 *Haemophilus parainfluenzae* 抗体価の関係 ── 48

33. IgA 腎症および他の糸球体疾患における唾液中 IgA1 型および IgA2 型抗 *Haemophilus parainfluenzae* 抗体の関係 ── 49

34. IgA 腎症における *Streptococcus sanguis* および *Streptococcus mitis* の口腔内共存に関する研究 ── 52

35.	IgA 腎症の発症（機序）にとり示唆に富んだ症例	53
36.	扁桃摘出の血清中 IgA，IgG および IgM 型抗 *Haemophilus parainfluenzae* 抗体価に及ぼす影響	55
37.	〈扁桃摘出＋ステロイドパルス療法〉の血清中 IgA，IgG および IgM 型抗 *Haemophilus parainfluenzae* 抗体価に及ぼす影響	57
38.	IgA 腎症扁桃リンパ球の *Haemophilus parainfluenzae* 菌体外膜抗原に対する免疫応答	59
39.	IgA 腎症患者尿からの *Haemophilus parainfluenzae* の DNA の検出	72
40.	IgA 腎症患者尿からの IgA 型免疫複合体（抗原：*Haemophilus parainfluenzae*）の検出	73
41.	尿中 IgA 型免疫複合体（抗原：*Haemophilus parainfluenzae*）に及ぼす扁桃摘出の影響	75
42.	IgA 腎症と Henoch-Schönlein 紫斑病，扁桃摘出とステロイドパルス療法にとり貴重な症例	77
43.	IgA 腎症および他の糸球体疾患における尿中 IgA 型，IgG 型および IgM 型抗 *Haemophilus parainfluenzae* 抗体価	80
44.	小児の IgA 腎症と Henoch-Schönlein 紫斑病性腎炎における *Haemophilus parainfluenzae* 菌体外膜抗原の関与	82
45.	Henoch-Schönlein 紫斑における *Haemophilus parainfluenzae* 菌体外膜抗原の局在	84
46.	*Haemophilus parainfluenzae* 菌体外膜抗原を用いた IgA 腎症モデル	87
あとがき		89
文　献		91
索　引		97

1. IgA 腎症の定義

慢性糸球体腎炎のうち，糸球体メサンギウム細胞と基質の増殖性変化とメサンギウム領域への IgA を主体とする沈着物を認めるもの（**図1**)[1]．

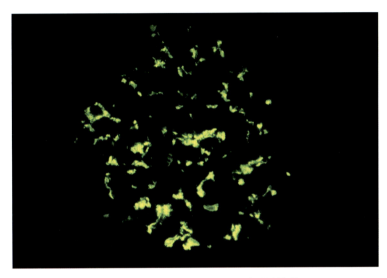

図1　IgA腎症例におけるIgAの糸球体沈着

2. IgA 腎症の疾患概念

IgA 腎症の疾患概念は，1968 年フランスの Berger らが糸球体メサンギウム領域に IgA がびまん性に粗大顆粒状に沈着する一群の腎症を nephropathy with mesangial IgA・IgG deposits として報告[2]したのが最初であり，糸球体に IgA 以外に IgG および C3 の沈着を伴うことが多いことを指摘した．IgA 腎症が単一の疾患であるのか，それとも糸球体に IgA 沈着を共通所見とする症候群なのか，また，primary（原発性）なのか，それとも secondary（続発性）なのか，これらを含むいくつかの点において未だに意見が分かれる．

3. IgA 腎症の診断基準

　IgA 腎症の診断基準は，1995 年度に厚生省特定疾患進行性腎障害調査研究班と日本腎臓学会の合同委員会により提唱され，2002 年に一部修正された「IgA 腎症診療指針―第 2 版―」の，再度一部修正されたもの **(表 1)**[1] を示す．

表 1　IgA 腎症の診断基準

1. 臨床症状
　大部分の症例は無症候であるが，ときに急性腎炎様の症状を呈することもある．ネフローゼ症候群の発現は比較的稀である．
　一般に経過は緩慢であるが，20 年の経過で約 40% の患者が末期腎不全に移行する．
2. 尿検査成績
　尿異常の診断には 3 回以上の検尿を必要とし，そのうち 2 回以上は一般の尿定性試験に加えて尿沈渣の分析も行う．
　A．必発所見：持続的顕微鏡的血尿[注1]
　B．頻発所見：間欠的または持続的蛋白尿
　C．偶発所見：肉眼的血尿[注2]
3. 血液検査成績
　A．必発所見：なし
　B．頻発所見：成人の場合，血清 IgA 値 315 mg/dL 以上（標準血清を用いた多施設共同研究による．）[注3]
4. 確定診断
　腎生検による糸球体の観察が唯一の方法である．
　A．光顕所見：巣状分節性からびまん性全節性（球状）までのメサンギウム増殖性変化が主体であるが，半月体，分節性硬化，全節性硬化など多彩な病変がみられる．
　B．蛍光抗体法または酵素抗体法所見：びまん性にメサンギウム領域を主体とする IgA の顆粒状沈着[注4]
　C．電顕所見：メサンギウム基質内，特にパラメサンギウム領域を中心とする高電子密度物質の沈着

［付記事項］
1. 上記の 2-A，2-B，および 3-B の 3 つの所見が認められれば，本症の可能性が高い．ただし，泌尿器科的疾患の鑑別診断を行うことが必要である．
2. 本症と類似の腎生検組織所見を示しうる紫斑病性腎炎，肝硬変症，ループス腎炎などとは，各疾患に特有の全身症状の有無や検査所見によって鑑別を行う．
　注 1）尿沈渣で，赤血球 5～6/HPF 以上
　注 2）急性上気道炎あるいは急性消化管感染症後に併発することが多い．
　注 3）全症例の半数以上に認められる．従来の基準のなかには成人の場合，半数以上の患者で血清 IgA 値は 350 mg/dL 以上を呈するとされていたが，その時点では IgA の標準化はなされていなかった．
　注 4）他の免疫グロブリンと比較して，IgA が優位である．

下線は第 3 版での改正部位

4. IgA 腎症における免疫グロブリン IgG と IgM の糸球体沈着の意義

　IgA 腎症における免疫グロブリンの糸球体沈着に関する報告は，ヨーロッパ，北アメリカ，オーストラリアそしてアジアにおいても IgA 単独の糸球体沈着が主体ではなく，IgG and/or IgM の糸球体沈着の合併が高頻度であることが報告されている（**表 2**）．

　自験例 299 症例の検討においては，IgA 単独の糸球体沈着の頻度は 35.5％であり，IgA＋IgG，IgA＋IgM，および IgA＋IgG＋IgM の糸球体沈着の頻度は，33.8％，9.0％，および 21.7％であった（**表 3**）[3]．これは重要な結果であると，現在でも考えている．IgA 腎症研究の当初から，糸球体沈着 IgA が，抗原なのか抗体なのか，との議論があり今でも本当の決着はついていないが，現在では多くの研究報告から IgA 腎症は，抗原-IgA 抗体免疫複合体疾患と考えられており，糸球体沈着 IgA は免疫応答による IgA 型抗体と考えられている．したがって，著者自身としては，IgA 腎症の発症の原因抗原を考えるうえで，抗体としての IgA が重要であることは当然として，原因抗原に対する IgG 型抗体と IgM

表 2　IgA 腎症における IgG および IgM の糸球体沈着の頻度（％）

報告者	症例数	IgG	IgM
ヨーロッパ			
Davies et al. 1973	6	16.6	50
Sissons et al. 1975	25	74	42
D'Amico 1983	149	48.6	30.1
Waldherr et al. 1984	75	65	64
北アメリカ			
McCoy et al. 1974	20	60	60
Burkholder et al. 1979	54	73	67
オーストラリア			
Woodroffe et al. 1980	78	22	43
アジア			
Ueda et al. 1977	85	70	10.6
Nakamoto et al. 1978	205	51	22
Sakai et al. 1979	130	75	16
Sinniah et al. 1981	239	50.1	21.4
Suzuki et al. 1993	330	54.5	30.6

表3 IgA腎症における免疫グロブリンおよび補体成分の糸球体沈着の頻度

Immunoglobulins and complement components	Number with glomerular deposition	Percentage (%)
(1) Immunoglobulins		
IgA alone	106/299	35.5%
IgA+IgG	101/299	33.8%
IgA+IgM	27/299	9.0%
IgA+IgG+IgM	65/299	21.7%
Total	299/299	100.0%
(2) Complement components		
C1q	31/253	12.3%
C4	11/231	4.8%
C1q alone	23/34	
C4 alone	3/34	
C1q+C4	8/34	
C3	272/299	91.0%
Properdin	84/141	59.8%

型抗体の重要性を無視することはできないと考える．そのため，原因抗原の候補としての必要不可欠な条件は，生体においてその抗原に対するIgG型およびIgM型抗体がIgAと同時に産生されることとの考えに至った．

5．IgA腎症における補体の糸球体沈着の意義

　IgA腎症におけるC3，C1qおよびC4の糸球体沈着は，91％，12.3％および4.8％の頻度で認められ，糸球体C3沈着がメサンギウム領域および末梢係蹄壁に存在する症例は，メサンギウム領域のみに存在する症例に比べて，メサンギウム細胞の増殖，管内性病変とボーマン嚢との癒着の出現頻度が有意に高く認められた．さらに，糸球体C1q and/or C4沈着と糸球体IgG and/or IgM沈着との出現頻度の間に明らかな相関関係が認められ，糸球体C1q and/or C4沈着の症例は，両方の沈着がない症例よりも有意に，蛋白尿の程度が強く，糸

球体濾過値は低く，糸球体傷害の程度が強いことが示唆された[3]．また，これらの結果から IgA 腎症における補体の活性経路は，主体は alternative pathway であり，一部 classical pathway が関与することが想定された．

さらに，補体成分の C3 は，C3a ⇒ C3b ⇒ C3c ⇒ C3d と分解されていくことが知られており，安定した C3d は最終の分解産物として，C3c は分解途中の補体の活性化が生じている時期と考えられたので，蛍光強度が C3c ≧ C3d の沈着を示す症例（A 群）と蛍光強度が C3d ＞ C3c の糸球体沈着を示す症例（B 群）の 2 群に分けて，臨床所見と組織所見との比較を行った．その結果，A 群は B 群に比べて有意に血尿の程度が強く，糸球体濾過値が低く，さらに管内性増殖性病変が高率に認められたことから，IgA 腎症の C3 の糸球体沈着を示す症例においては，蛍光強度が C3c ≧ C3d の糸球体沈着症例は，糸球体腎炎として炎症の活動期にあることが示された[4]．

6. IgA 腎症における糸球体沈着 IgA の性状

6.1. IgA 腎症における糸球体沈着 IgA の subclass（表 4）

IgA 腎症の発症機序を考えるうえで，糸球体沈着 IgA のサブクラスの検討は

表 4 IgA 腎症における糸球体沈着 IgA の subclass の検討

報告者	使用抗体	IgA 1	IgA 2
Andre et al. 1980	polyclonal	5/10	10/10
Conley et al. 1980	monoclonal	10/10	0/10
Tomino et al. 1982	monoclonal	15/15	2/15
Waldherr et al. 1983	monoclonal	14/14	0/14
Hall et al. 1983	monoclonal	10/11	2/11
Lomax-Smith et al. 1983	monoclonal	10/11	2/11
Murakami et al. 1983	polyclonal	17/17	7/17
Valentijn et al. 1984	monoclonal	12/13	0/13
Suzuki et al. 1990	monoclonal	191/191	3/191

重要である．1980年にAndréらは「New England Journal of Medicine」に10例の検討でIgA腎症における糸球体沈着IgAのすべてがIgA2であることを報告したが，一方，偶然にも同年ConleyらはIgA1のみであると全く正反対の結果を「Journal of Clinical Investigation」に報告した．これらの結果の相違は，使用した抗体が異なること，そしてIgA2（IgA1）の特異的エピトープが未知の免疫複合体により"masked"されたことが，可能性として考えられた．これらの対立意見に対して自分なりの結論を下すために，それまでの報告での検討症例が少数であることから，IgA腎症の多数例に対してNordic社製のモノクローナル抗体を使用して検討した．そして，検討した191例全例が糸球体沈着IgAのサブクラスはIgA1であり，また，39例の凍結切片上に認められたtubular castsは，IgA1とIgA2の両方から構成されているとの結果を得た．これにより，IgA腎症における糸球体沈着IgAはIgA1であること，そして血中IgA1およびIgA2は糸球体から尿細管腔へ排泄されることを解明した[5,6]．

6.2. IgA腎症以外の糸球体疾患における糸球体沈着IgAのsubclass

IgA腎症における糸球体沈着IgAのサブクラスは，IgA1であることが明らかとなったが，はたしてIgA腎症以外の糸球体疾患における糸球体沈着IgAはIgA1なのかIgA2なのか，それとも両者なのか，を明らかにすることはIgA腎症の発症病因を考えるうえで重要であると考えて，Nordic社製のモノクローナル抗体を使用して検討した．

（昭和60年11月〜昭和61年5月：新潟大学第2内科にて）

糸球体IgA沈着を認めたループス腎炎45例，メサンギウム増殖性糸球体腎炎（非IgA腎炎）32例，膜性増殖性糸球体腎炎9例および紫斑病性腎炎5例の全例において，糸球体沈着IgAのサブクラスはIgA1であった．Tubular castsにおいては，IgA1とIgA2は同時に認められた．この結果は，非常に重要である．各種糸球体疾患において糸球体沈着性を有するのはIgA1のみであり，IgA2の糸球体沈着性はないことを示すからである．正常の糸球体には，IgA1およびIgA2の糸球体沈着は認められないのである．これらの結果より，糸球体疾患における糸球体沈着IgA1は，IgA腎症の発症機序を考えるうえで非常に重要であると考えられた．糸球体沈着IgA1の性状は，①IgA腎症でも他の糸球体疾患でも同じものなのか？，②IgA1の単量体なのか，あるいは多量体（二量体が主体）なのか？，③IgA1-抗原の免疫複合体なのか否か？，そ

して④骨髄由来なのか，あるいは粘膜由来なのか？，などの疑問が考えられた．

6.3. IgA 腎症における J chain および secretory component（SC）の糸球体沈着 （表5, 6）

　ヒト正常血清中の IgA は，IgA1 と IgA2 の2つのサブクラスからなり，正常粘膜においては両方が産生されるにもかかわらず，実際の血清中 IgA の 90% は IgA1 であり，残り 10% は IgA2 からなっている．また，IgA には単量体と多量体があり，そのうちの多量体は二量体と三量体からなることが判明している．IgA 腎症における糸球体沈着 IgA は単量体なのか多量体なのか？　また，骨髄由来なのか，粘膜由来なのか？　を明らかにする目的で，J chain と secretory component（SC：分泌成分）の糸球体沈着を検討した．IgA 腎症の糸球体沈着免疫グロブリンは，IgA，IgG および IgM の combination であることは，自験例 299 症例の検討で明らかなとおり，IgA 単独の糸球体沈着は

表5　IgA 腎症における糸球体沈着 polymer IgA の検討

報告者	SC binding	J 鎖
Egido et al. 1980	16/20	5/5
Bene et al. 1982	15/15	15/15
Tomino et al. 1982		7/10
Donini et al. 1982		18/27
Komatsu et al. 1983		8/8
Lomax-Smith et al. 1983	1/10	10/11
Waldherr et al. 1983	4/10	15/15
Valentijn et al. 1984	12/14	9/9
Suzuki et al. 1990		113/191

SC：secretory component

表6　IgA 腎症における糸球体沈着分泌成分（SC）の検討

報告者	糸球体沈着 SC
Lowance et al. 1973	陰　性
McCoy et al. 1974	陰　性
Dobrin et al. 1975	陰　性
Shirai et al. 1978	陰　性
Yokoska et al. 1978	陰　性
Sinniah et al. 1981	陰　性
Suzuki et al. 1990	13/191

SC：secretory component

35.5％であり，IgA＋IgG，IgA＋IgM，および IgA＋IgG＋IgM の糸球体沈着の頻度は，33.8％，9.0％および 21.7％であったので，この J chain と SC の検討に際しては，IgM の糸球体沈着の有無に注意を払った．なぜなら，IgM は J chain を有し，J chain は SC との結合能を有するからであり，それまでの報告の中で，この点に留意した報告が見当たらなかったからである．検討の結果，IgA 腎症の糸球体 IgA は多量体であり，一部症例では SC の糸球体沈着を有することが明らかになった．さらに，IgA は 2 つの α heavy chain と 2 つの light chain から構成されることから，κ あるいは λ のどちらの light chain から糸球体沈着 IgA1 が成り立つのかを検討したところ，κ および λ の両方の light chain が沈着することを認めた．以上の検討成績から，IgA 腎症における糸球体沈着 IgA は，J chain および SC を有する polyclonal な IgA1 であり，粘膜由来の分泌型 IgA1 の可能性が考えられることになった[6]．

6.4. IgA 腎症以外の糸球体疾患における J chain および secretory component（SC）の糸球体沈着

　IgA 腎症における糸球体沈着 IgA と IgA 腎症以外の糸球体疾患における糸球体沈着 IgA が，同様の性状を呈するのか否かを明らかにすることにより，IgA 腎症と他の糸球体疾患における IgA の糸球体沈着の機序の相違があるのか否かを明らかにすることを試みた．糸球体 IgA 沈着を伴うループス腎炎 12 例，紫斑病性腎炎 5 例，膜性増殖性糸球体腎炎 5 例およびメサンギウム増殖性糸球体腎炎（非 IgA 腎炎）4 例について検討した．

（昭和 60 年 11 月〜昭和 61 年 5 月：新潟大学第 2 内科にて）

　IgA のサブクラスの検討では，全例 IgA1 の沈着を認めた．一方，tubular casts は，IgA1 および IgA2 の両方を含有することが認められた．J chain の糸球体沈着は，ループス腎炎 12 例中 5 例，紫斑病性腎炎 5 例中 2 例，膜性増殖性糸球体腎炎 5 例中 3 例および非 IgA 腎炎 4 例中 2 例に認められた．SC（分泌成分）の糸球体沈着は，全例で認められなかった．これらの結果から明言はできないが，糸球体沈着 IgA は，IgA 腎症および他の糸球体疾患においても，IgA1 の単量体および多量体であることが想定されたが，SC の沈着の相違から IgA 腎症においては粘膜由来 IgA1 の関与が考えられた．

　IgA 腎症における糸球体沈着 IgA の性状に関して，IgA1 の糖鎖をはじめとする IgA1 の構造の問題が議論されることがあるが，多くの報告で一致をみている糸球体 J chain 沈着をどのように説明するのか，他の糸球体疾患における糸球体沈着 IgA が IgA1 の糖鎖異常を示すのか，さらに，IgA 腎症の急性発症

および急性増悪の機序をどのように説明するのか，などの疑問が残り不明な点が多い．

7. IgA 腎症の発症形式（急性発症型および潜在型）の検討

　IgA 腎症の病因を解明するために糸球体沈着 IgA の性状に関して検討した結果，糸球体沈着 IgA は主に IgA1 であり，単量体と J chain を有する多量体からなり，さらに secretory component（SC：分泌成分）の糸球体沈着を認めることから，IgA 腎症における IgA 産生機序には，分泌型 IgA を含めた局所免疫反応が重要であることを明らかにしてきた．さらに，IgA 腎症の発症機序を明らかにできないかと考えて，発症形式に着目して，急性発症型 78 例と潜在型 349 例について，臨床所見および糸球体沈着 IgA の性状を含めた病理所見についての相違点について検討した[7]．急性発症型は，全例において肉眼的血尿を呈しており，咽頭炎，扁桃炎，胃腸炎，尿路感染症の症状および耳下腺炎が主体であることが判明し，発症機序として局所免疫の関与が強く考えられた**(表7)**．臨床所見では，急性発症型は潜在型に比して，血清 C3 値の有意な低値を認めた．腎生検所見の光顕所見においては滲出性病変が，急性発症型において有意に高率に認められた．免疫組織学的検討においては，両群とも糸球体沈着 IgA の性状は IgA1 であり，J chain を有し，SC を有する症例もあり，κ およ

表7　IgA 腎症の急性発症例における臨床症候

Symptoms	Number of Patients (%)
Macroscopic hematuria	78 (100)
Pharyngitis/Tonsillitis	41 (52.6)
Fever	20 (25.6)
Edema	8 (10.2)
Gastroenteritis	5 (6.4)
Abdominal pain	5 (6.4)
Miction pain	2 (2.5)
Lumbago	2 (2.5)
Parotitis	1 (1.2)

びλのlight chainにおいても有意差は認めないことから，モノクローナルではなくポリクローナルな抗体産生機序が関与していることが明らかになった（**表 8**）．これらの検討成績から，両群の発症機序において，免疫機序の相違は基本的には存在しないと考えられた．

表 8　IgA 腎症の急性発症群と潜在群における糸球体沈着 IgA の検討

	症例	IgA 1	IgA 2	J 鎖	SC	κ 鎖	λ 鎖
急性発症群	23	100%	0%	61%	4%	100%	100%
潜在群	139	100%	2%	62%	6%	100%	100%

SC：secretory component　　　　　　　　　　　　　　　　　Suzuki et al. 1992

8. IgA 腎症の発症機序（仮説）

現在までに得られた内外の知見を総合すると，IgA 腎症における発症においては，免疫反応を惹起させる原因抗原の存在が不可欠と考えられる（**表 9**）．病因抗原としては，①自己抗原説，②食物抗原説，③ウイルス抗原説，および④細菌抗原説などが主流である（後述）．病因抗原の存在と同時に，遺伝的素

表 9　IgA 腎症の発症機序（仮説）

```
自己抗原      吸入抗原        食物抗原
           （ウイルス・細菌）
                ↓
              上気道粘膜
                ↓
          IgA 産生 B 細胞↑ ← 遺伝的素因
                ↓
      網内系機能↓ ⇄ IgA（ポリマー）産生↑
                ↓
          IgA 型免疫複合体形成       IgA1 糖鎖異常
                ↓
              糸球体沈着 ←---┘
                ↓
              IgA 腎症
```

因の関与も加わった IgA 産生の亢進している状態が存在し，原因抗原に対して過剰の免疫反応を生じる結果，IgA 抗体産生が亢進して，原因抗原と IgA 型免疫複合体を形成し，それが糸球体に沈着を繰り返すことにより IgA 腎症を惹起すると考えられている．

　生体内における IgA 産生には，T 細胞および B 細胞の関与が非常に重要である．本症患者における T 細胞機能については，ポリクローナルな IgA 抗体の産生亢進が認められ，抗体産生に関与するヘルパー T 細胞の機能亢進が考えられており，細胞表面 IgM 陽性 B 細胞を IgA 陽性 B 細胞へと変化させる IgA 特異的スイッチ T 細胞（Tα4 細胞）が，本症患者末梢血中に増加しているとの報告がある[8]．さらに，IgA 免疫応答を誘導するためには，T 細胞が産生する IL-4，IL-5，IL-6，IL-10，および TGF-β などのサイトカインが重要であるが，本症患者の末梢血 CD4 陽性 T 細胞において，IL-4 mRNA および IL-5 mRNA レベルがコントロール群に比べて有意に高値を示したという報告もある[9]．このように，IgA 腎症患者の T 細胞系において，IgA 産生を誘導する様々な機能異常があることが明らかになりつつある．

　一方，IgA 腎症患者に認められる B 細胞異常としては，末梢血中に IgA-bearing B 細胞の増加[10]，CD5 陽性 B 細胞の増加[11] および CD23 陽性 B 細胞の増加[12] などの報告があり，本症患者にみられる IgA 産生の亢進に関与しているものと考えられる．

　上述のようにして産生される IgA は，J chain を含む多量体 IgA が多く，糸球体メサンギウムに多量体 IgA からなる免疫複合体が沈着するためには，網内系機能の低下が関与する可能性も考えられている．

　ところで，多量体 IgA1 の選択的な糸球体沈着が，本症患者における IgA1 のヒンジ部糖鎖の異常に基づくという考えがある．IgA1 と IgA2 分子の構造上の最大の相違は，両者でヒンジ部位のアミノ酸の組成が異なり，IgA1 のヒンジ部位には，O-結合型糖鎖が結合していることである．O-結合型糖鎖は，内側より N-アセチルガラクトサミン，ガラクトース，シアル酸より構成されているが，各種糖修飾酵素の働きにより O-結合型糖鎖構造には多様性がみられており，IgA 腎症患者の血中と糸球体に沈着する IgA1 には，ヒンジ部位に糖鎖構造異常を有する IgA1 が増加しているとの報告がある[13,14]．非免疫学的機序により糖鎖異常 IgA1 が凝集体を形成して，糸球体沈着をきたすという考え方である．

9. IgA 腎症の実験モデルの病因抗原

　IgA 腎症の成因を明らかにするためには，的確な実験モデルは必要である．現時点までに，糸球体メサンギウム領域に IgA の沈着を惹起できたとする多くの IgA 腎症モデルの報告がなされてきているが，残念ながらヒト IgA 腎症モデルとして完成された実験モデルの報告はない．しかし，種々の実験モデルにより，IgA のメサンギウムへの沈着のメカニズムが明らかになりつつある．

　これまでに報告された代表的な IgA 腎症の実験モデルにおける病因抗原としては，①IgA 型免疫複合体形成を応用した dextran[15] と dinitrophenol (DNP)[16] が，②ウイルス抗原として Aleutian mink virus[17] と lymphocytic choriomeningitis virus[18] が，③食物（経口）抗原として ovalbumin, ferritin と bovin γ-globulin[19], lactalbumin[20], gluten[21] そして真菌由来のマイコトキシン nivalenol[22] が挙げられる．

10. IgA 腎症の病因抗原

　IgA 腎症における病因抗原を整理すると，現時点では，自己抗原（免疫）説，食物抗原説，ウイルス抗原（感染）説および細菌抗原（感染）説の 4 つに大別される．

10.1. 自己抗原（免疫）説

　自己抗原説は，IgA 腎症における血清 IgA 値の上昇および IgA 型免疫複合体が非粘膜由来であるという考え方であり，本症患者血清中から各種の自己抗体が検出されている．現在までに自己免疫に関する報告として，①cold reacting antinuclear antibody の存在[23]，②scleritis の高頻度の合併[24]，③IgA1 rheumatoid factor の高値[25]，④type Ⅳ collagen に対する IgA 抗体の高値[26]，⑤IgA 型ヒストン抗体の高値[27]，⑥IgA anti-mouse laminin antibody の高値[28] などが挙げられる．上述のごとく，IgA 腎症においては，IgA 特異的ヘルパー T 細胞の機能亢進，IgA 特異的サプレッサー T 細胞数の減少，および末梢血中 IgA bearing B 細胞数の増加などが多くの研究者により認められており，これらと自己抗体産生との関連が示唆されている．

10.2. 食物抗原説

粘膜，特に消化管粘膜上皮に関連した原因抗原として，食物抗原が考えられる．食物抗原に関する報告としては，①網内系機能低下による食物抗原に対する抗体の処理の遷延[29]，②gluten 含有食物の摂取と IgA 免疫複合体の高値[30]，③IgA 抗 gliadin 抗体の高値[31]，④soy bean protein と casein の糸球体沈着[32]，⑤抗 dextran 抗体の高値[33] などが挙げられる．IgA 腎症患者においては，B 細胞系における抗体産生に関しての過剰反応あるいは網内系の機能低下による食物抗原に対する抗体の処理の遷延が報告されており，これらと食物抗原との関連が示唆されている．

10.3. ウイルス抗原（感染）説

IgA 腎症患者において，急性発症，急性腎炎症候群および肉眼的血尿を呈する場合に，先駆症状として多くの患者に上気道感染の症状が認められており，上気道粘膜上皮におけるウイルスあるいは細菌の感染説は有力視されてきている．ウイルス感染に対する防御免疫はその感染様式から 2 つに大別される．すなわち，局所感染に対する免疫と全身感染に対する免疫である．全身感染においては，中和抗体が生体防御にとり重要となるが，現在まで各種のウイルス抗体価の検討が行われているが，健常人に比して差は認められていない．一方，IgA が粘膜表面で局所感染に対する防御機構として作用することより，ウイルス抗原が経気道感作として抗原性を示す可能性は考えられる．現在までに，原因ウイルスとして報告されてきたものとしては，①herpes simplex virus 抗原の糸球体沈着[34]，②adenovirus と herpes simplex virus 抗原の糸球体沈着[35]，③hepatitis B virus 抗原の糸球体沈着[36]，④cytomegalovirus 抗原の糸球体沈着[37] などが挙げられる．

10.4. 細菌抗原（感染）説

ウイルス抗原説と同様に，IgA 腎症の臨床症状などから，上気道粘膜上皮を中心とした，細菌抗原の経気道感作による可能性が十分に考えられるが，細菌抗原に関する報告はウイルス抗原に比べて少ない．現在までに考えられている細菌抗原としては，①*Escherichia coli* O7 株に対する抗体の高値[38]，②糸球体 IgA 沈着を示す慢性肺疾患の剖検肺から緑膿菌を高頻度に検出[39]，③*Haemophilus parainfluenzae* 菌体外膜構成成分の糸球体沈着および同抗原に対する抗体の高値[40]，④メチシリン耐性黄色ブドウ球菌（MRSA）[41]などが挙げられる．細菌が生体内組織にまで到達した場合，その防御機構は侵入した細菌の種類により大きく左右され，細菌の細胞壁からグラム陽性菌，グラム陰性菌，ミコバクテリアおよびスピロヘータの 4 基本型に分けることが可能である．そして，これら細胞壁の構造物中の蛋白質や多糖類は，抗体応答の重要な標的抗原となる．

11. IgA 腎症の発症機序：想定した病因仮説

IgA 腎症の発症機序を考える時，糸球体沈着 IgA の性状を考えることは重要である．IgA のサブクラスは，分泌液中 IgA では IgA1 と IgA2 のサブクラス比は約 1：1 であり，血中 IgA では IgA1 が全体の約 85％を占める．IgA 腎症における糸球体 IgA のサブクラスについては，André らが IgA2 が優位との最初の報告[42]をしたが，同年 Conley らが IgA1 が優位という反対の結果の報告[43]をして，しばらく論争が続いた．その後，多数の IgA1 優位の報告がなされ，著者らの多数例の検討でも同様の結果を確認した（表 4）．現在では本症の糸球体沈着 IgA のサブクラスは IgA1 であることが広く認められている．分泌液中の IgA は 90％以上が J chain を有する多量体であるのとは対照的に，血中においては多量体の IgA は 5〜15％程度であり，単量体が主体である．IgA 腎症における糸球体に沈着する IgA の検討では，Egido らの報告[44]以来，多量体 IgA が優位との報告がなされている．著者らの検討においても，J chain を

有するIgMの糸球体沈着を考慮しても，多量体IgAが優位との結果を得ており，現在では本症のIgAは，多量体が主体であることが一般的に認められている（表5）．以上の結果から，IgA腎症の糸球体沈着は，多量体IgA1と考えられる．次に，糸球体沈着IgAが粘膜由来のIgAか，あるいは，骨髄由来なのか，という点が問題になる．もし，粘膜由来のIgAならば，糸球体に分泌成分（SC）の沈着が考えられるが，多くの報告ではSCの糸球体沈着は認められていない．しかし，著者らの多数例における検討では，低頻度ながらもSCの糸球体沈着を認めており（表6），IgA腎症におけるIgA産生機序には局所免疫反応が重要，と考えるに至った．

12. IgA腎症の発症機序：*Haemophilus parainfluenzae*菌の着想

12.1. なぜIgA2ではなくIgA1のみが糸球体に沈着するのか？ IgA1 proteaseの関与はあるのか？

IgA腎症の糸球体沈着がIgA1であること，また，さらなる検討でIgA腎症以外の糸球体疾患においても糸球体沈着IgAのサブクラスはIgA1である，という著者らの研究成績に基づいて，このIgA1の糸球体沈着性を考えた時に，粘膜表面からIgA1が，経路は不明であるが，血中に入りやすいメカニズムがあるのではないか，と考えた．IgA1とIgA2の生化学的あるいは物理学的相違は当然考えられるが，分子サイズの違いが生じる環境が存在するのではないか，と仮定した．なぜなら，IgA1を分解する細菌が存在することが明らかにされていたからである（**表10**：IgA1 proteaseとその作用部位)[45]．単純な思考であるが，IgA腎症の粘膜においては，ある種の細菌のIgA1分解能によりIgA1はいくつかの小さなフラグメントになり，粘膜上皮を通過して全身流血中に入りやすい状況が存在するのではないか？ との仮説を考えた．

分泌型IgAは，細菌やウイルスに対して抗体活性のほかに，細菌の粘膜付着やコロニー形成の抑制，微生物由来の毒素中和作用などを有している．一方，

表10　IgA1 protease とその作用部位

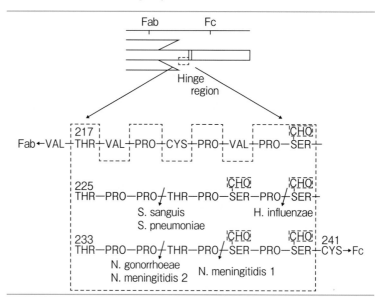

　細菌由来の酵素が，免疫グロブリンの中で IgA のみを特異的に切断して，Fab と Fc に分解することが知られるようになり，高い IgA 基質特異性を示すために IgA 分解酵素（IgA protease）と総称されている．さらに，IgA protease はいずれも基質特異性がきわめて高く，IgA のサブクラスの IgA1 のα鎖のみに作用して，IgA2 および他の免疫グロブリンやアルブミンには作用しないため，IgA1 protease とも呼ばれている．この IgA1 protease の作用部位がα鎖 hinge region の IgA1 に特徴的な重複する8個のアミノ酸配列上に存在するために，特異性が発現すると考えられ，IgA2 にはこの hinge region で13個のアミノ酸配列が欠落しているために，IgA1 protease による作用を受けないとされている．

　そのような酵素産生細菌として，いくつかの産生菌が報告されている（**表11**）[46]．これらの細菌は，主として口腔内，気管，消化管，泌尿生殖器などの粘膜表面で増殖すると考えられ，粘膜表面にある抗菌物質の主体として存在する IgA を，これらの細菌が有する IgA 分解酵素産生能を発揮することにより IgA 抗体活性を失わせることにより，粘膜表面で生き残ることは理にかなっている．また，自験例で検討した IgA 腎症の急性発症の臨床症状（表7）とこれらの細菌の存在する場所が不思議に一致することに着目した．特に，*Streptococcus pneumoniae*, *Haemophilus influenzae*, *Neisseria meningitides* および *Neisseria gonorrhoeae* は粘膜表面に付着・増殖する強力な病原性菌であり，局所粘膜感染巣を経路として全身感染症に至る代表的起炎菌であり，これらのも

表 11　IgA 分解酵素産生菌と関連疾患

disease	species
meningitis, respiratory tact infections	
	Haemophilus influenzae
	Neisseria meningitidis
	Streptococcus pneumoniae
gonorrhea	
	Neisseria gonorrhoeae
destructive periodontal disease	
	Bacteroides asaccharolyticus
	Bacteroides buccae
	Bacteroides loescheii
	Bacteroides melaninogeneicus
	Bacteroides oris
	Bactcroides denticola
	Capnocytophaga ochracea
	Capnocytophaga gingivalis
	Capnocytophaga sputigena
initial dental plaque formation	
	Streptococcus mitior[*]
	Streptococcus sanguis[*]
ulcerative colitis	
	Clostridium ramosum[**]
miscellaneous	
	Haemophilus parahaemolyticus[*]
	Haemophilus aegypticus
	Gemella haemolysans
	Pseudomonas aeruginosa[*]

[*]一部の菌が産生する．
[**]IgA1 と IgA2，A2m（1）を分解する．

つ IgA protease が粘膜表面に分泌される分泌型 IgA に抗して，粘膜面に定着する過程，あるいは病原性の発現の過程に関与する可能性を考えた．また，*Streptococcus sanguis* は口腔内常在菌として知られており，歯牙表面に生息し，心内膜炎，ベーチェット病や川崎病との関連が示唆されている．

12.2.　急性発症を呈した IgA 腎症患者の扁桃組織から検出された細菌

　IgA1 protease を有する細菌が IgA 腎症の発症に関与するのではないか？　との仮説に結論を出すために，IgA 腎症の急性発症を呈する患者の臨床症状として咽頭炎と扁桃炎の頻度が高いことに着目して，それらの患者の扁桃組織を検討し

た．当時，扁桃摘出術の適応には扁桃誘発試験が陽性であることが必要であり，現在とは異なり IgA 腎症患者の扁桃摘出術の施行症例は少なかった．特に，急性発症を呈した IgA 腎症患者の扁桃組織を得ることは大変だったが，関連病院の耳鼻咽喉科から 5 例の扁桃組織の一部の供与を受けることができた．新潟大学医学部附属病院の中央検査室の細菌部門で 5 例の IgA 腎症患者の扁桃組織の細菌培養を実施して，その後は，扁桃組織を凍結切片と光顕用にホルマリン固定後パラフィン包埋に分けて保存した．

　摘出扁桃の細菌培養の結果は，5 例とも同じ結果であった．細菌培養で検出されたのは，*Haemophilus parainfluenzae* と *Neisseria* 属であった．培養結果として期待した，*Haemophilus influenzae* をはじめとする IgA1 protease を有する細菌は検出されなかった．感染症専門医に，*Haemophilus parainfluenzae* について尋ねたところ，「常在菌で 60～70％の検出率で扁桃培養で検出されるのでは」との返答をもらった．

12.3. *Haemophilus parainfluenzae* に着眼

　IgA 腎症の原因抗原は不明であるが，自験例による検討成績から，「IgA 腎症の発症が局所免疫反応と関係が深く，また，原発性糸球体疾患として最も高頻度である」ことを考慮すると，「病原性の強い菌は考えにくく，培養で稀な菌は考えにくい」と考えて，常在菌として無視される *Haemophilus parainfluenzae*（*H. parainfluenzae*）を検討する価値はあるのではないかと考えた．少なくとも，すぐに否定はできないと考え，「IgA 腎症の原因抗原として *H. parainfluenzae* が全く関与しない」というネガティブデータでも良く，決して中途半端なデータとはしない覚悟で研究をスタートさせた．

　急性発症を呈した IgA 腎症患者の中で，扁桃誘発試験が陽性を示し，扁桃摘出術を受けた患者の摘出扁桃の細菌培養を行ったところ，全例において，いわゆる口腔内常在菌として考えられる *H. parainfluenzae* を検出したことから，次に *H. parainfluenzae* の IgA 腎症患者における咽頭および扁桃からの分離頻度を検討した．この時，咽頭からの分離菌と（口蓋）扁桃からの分離菌に相違があるのか否か，の問いに答を載せている教科書もない全くの不明の状況であったことから，咽頭培養および扁桃培養の両方を同時に実施した．また，細菌培養を行う臨床検査技師が先入観をもって検査を行う可能性を除くために，あらかじめ連絡をせずに行った．その当時，新潟大学医学部附属病院第 2 内科腎臓外来で毎週 1 回の外来診察を担当していたので，担当する IgA 腎症患者さんの同意を得て，咽頭培養および扁桃培養を実施した．外来において，咽

頭培養と扁桃培養を実施したIgA腎症患者は44例に達し，同一患者における咽頭培養と扁桃培養の検査結果が，全く同じ結果であることが明らかになった．さらに，IgA腎症患者から，高率に*H. parainfluenzae*が検出されることが明らかになった（余談になるが，細菌検査の担当者から，咽頭培養と扁桃培養で同じ細菌しか検出されないので，両方の培養は大変であり，どちらか一方の培養にできないか？　との打診があり，以後は咽頭培養のみ施行とした）．

　咽頭培養からの*H. parainfluenzae*の分離頻度は，対照群（1992年に新潟大学医学部附属病院で実施された入院・外来患者に対する咽頭培養）1,724例中442例（26%）に比べて，IgA腎症患者では44例中40例（91%）と有意に高率に検出された（$p < 0.01$）．その後，福井医科大学に転任になり，福井医科大学附属病院にても同様の検討を行ったところ，対照群（1995年実施）1,470例中180例（12%）に比べて，IgA腎症患者では11例中10例（91%）と有意に高率に検出された（$p < 0.01$）．これらの結果から，地域差はない可能性が考えられた．また，福井医科大学で実施した*H. parainfluenzae*の咽頭培養による年齢別検出率は，IgA腎症の好発年齢に一致して，小児期ではなく，20～30歳代にかけて急に検出率が上昇を示す傾向を示して興味ある成績となった**（図2）**．

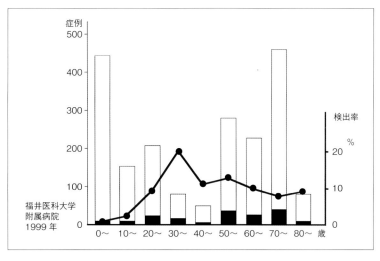

図2　*Haemophilus parainfluenzae*（*H. parainfluenzae*）の咽頭培養による年齢別検出率

13. *Haemophilus parainfluenzae* について

Haemophilus parainfluenzae（*H. parainfluenzae*）は，グラム陰性桿菌に属しており（**図3**），環境によってその形態は多形性であり，存在部位としては口腔内（扁桃組織），咽喉，咽頭，上部消化管，尿道および腟が挙げられ（**表12**），IgA腎症の急性発症時の臨床症状の発現部位と一致していることは重要である．

*H. parainfluenzae*の病原性は*H. influenzae*に比べて弱いが，*Haemophilus*属による感染の中では最も高頻度に認められる．*H. parainfluenzae*による感染の症状としては，咽頭炎，扁桃炎をはじめ上気道・粘膜における臨床症状が主体

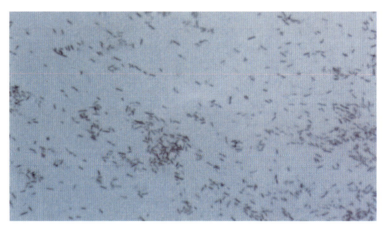

図3 IgA腎症例の咽頭粘膜から分離・培養した*Haemophilus parainfluenzae*
（グラム染色 X400）

表12 *Haemophilus parainfluenzae*の生体内の存在分布

1 口腔内（扁桃）
2 咽喉
3 咽頭
4 上部消化管
5 尿道
6 腟

表13 *Haemophilus parainfluenzae*による感染

*Haemophilus*属による感染の中で最も高頻度	
pharyngitis	pneumonia
tonsillitis	septicemia
epiglottitis	endocarditis
otitis media	septic arthritis
conjunctivitis	meningitis
dental abscess	brain abscess

となる(表13).

14. *Haemophilus parainfluenzae* に対する血中 IgA 型抗体

　IgA腎症の発症に Haemophilus parainfluenzae（H. parainfluenzae）の関与を証明するためには，抗原抗体反応に基づく立場から，患者循環血液中に H. parainfluenzae に対する抗体と患者糸球体内に H. parainfluenzae の菌体成分の存在を明らかにすることが必要である．そのため，IgA腎症患者の血液中に H. parainfluenzae に対する抗体が存在するのか否かの検討を行った．まず，パイロットスタディとして，IgA腎症患者で扁桃摘出術を受けた患者A.Sさんの術前および術後における血清中抗体の検討を行ったところ，オクタロニー法で明らかに H. parainfluenzae の菌体抗原とその抗原と反応する抗体との沈降線を確認することができ，さらに，扁桃摘出術により血清中抗体量は減少する可能性が示唆された(図4).この結果から，十分に測定できる程度の抗体の量が存在することが判明し，IgA腎症患者と他の糸球体疾患患者における，H. parainfluenzae に対する抗体価の測定を行うことにした．

　ELISA法による抗体価の測定を行うために，新潟大学医学部附属病院の中央検査室の細菌部門から提供を受けた臨床分離された H. parainfluenzae を培養

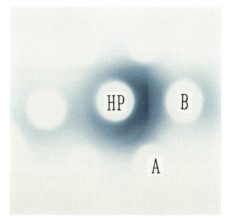

図4　IgA腎症患者で扁桃摘出術を受けた患者A.Sさんの術前および術後における血清中抗体の検討
(オクタロニー法による Haemophilus parainfluenzae 菌体抗原とその抗原と反応する抗体との沈降線)
HP：H. parainfluenzae antigen；A：serum after tonsillectomy；
B：serum before tonsillectomy

表14 *Haemophilus parainfluenzae*（HP）に対する血清中 IgA 型抗体の測定

1. 96-well polystyrene microtiter plates に，HP を超音波破砕して得られた sample（最終蛋白濃度 1.07 microgram/ml）を，100 microliter づつ各 plate に coating
2. Overnight incubation（4℃）
3. 0.01M PBS（pH7.0）（含 0.05%（v/v）Tween-20）（PBS-T）で3回洗浄後，乾燥
4. Unoccupied absorption sites を PBS-T（含 0.5%（w/v）bovine serum albumin）で overnight, incubation
5. 患者血清を1000倍希釈（PBS-T）後，100 microliter づつ各 microplate に加え，incubation（60分，37℃）
6. PBS-T で3回洗浄後，乾燥
7. Peroxidase 標識家兎抗ヒト IgA 抗体（Dako, Japan）を1000倍希釈（PBS-T）後，各 microplate に 100 microliter に加え，incubation（60分，37℃）
8. PBS-T で3回洗浄後，0.1M phosphate-citrate buffer（pH4.9）（含 o-phenylenediamine（33 mg/mL），0.018%（w/v）H_2O_2）を各 microplate に 100 microliter 添加
9. Incubation（30分，室温）後，1.5N H_2SO_4 を 100 microliter 加え，反応停止後，492 nm で absorbance 測定

して菌体抗原を得ることができた．その後，得られた H. parainfluenzae を超音波破砕してサンプルを作製して血清中 IgA 型抗 H. parainfluenzae 抗体を測定した（**表14**）．

15. 家兎抗 *Haemophilus parainfluenzae* 抗体の作製

　正常人の咽頭培養により *Haemophilus parainfluenzae*（*H. parainfluenzae*）を分離・培養した後，H. parainfluenzae を超音波により破砕して菌体成分を得て家兎に免疫して，家兎抗 H. parainfluenzae 抗体の IgG 分画を作製した（**表15**）．作製した家兎抗 H. parainfluenzae 抗体を使用して H. parainfluenzae の菌体を蛍光抗体法で観察したところ，H. parainfluenzae の菌体の外側に顆粒状にその沈着を認めた（**図5**）．この所見から，グラム陰性菌に特有な外膜（outer membrane）に作製した家兎抗体が認識する抗原が存在することが示唆された．グラム陰性菌の微細構造を模式的に図示するが，外膜はグラム陰性菌に特有な膜構造であり，蛋白質，リポ多糖およびリン脂質から構成されており，細胞表面の最外膜であり，その内側にあるペプチドグリカン層と密着する構造となっ

表15 *Haemophilus parainfluenzae*（HP）に対する家兎抗体の作製方法

正常人の咽頭培養によりHPを分離
↓
分離したHPを培養
↓
培養HPを超音波破砕（5分）
↓
超遠心（12,000G，60分）
↓
得られたpelletをPBS（pH7.4）にて溶解
蛋白濃度3.2 mg/mL
↓
上記HP抗原と完全Freund adjuvantを
家兎footpadsに注射（2&4週後に同操作）
↓
兎殺（5週後）
↓
家兎抗HP抗体（IgG分画）

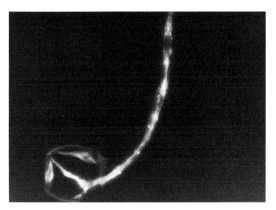

図5 家兎抗 *Haemophilus parainfluenzae*（*H. parainfluenzae*）抗体を使用した *H. parainfluenzae* 菌体の蛍光抗体法所見
（*H. parainfluenzae* 菌体の外側に顆粒状の沈着）

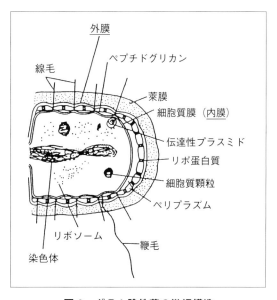

図6 グラム陰性菌の微細構造

ている（図6）．

　次に，*H. parainfluenzae* の外膜を分離・精製するために，Mortonらの方法に従って処理を行った．簡単に方法を述べるが，培養した *H. parainfluenzae* の菌体を超音波破砕して得た菌体成分に対して，まずsodium lauroyl sarcosineを用いて細胞質膜，つまり内膜を除去し，その後に超遠心による分離を行って外膜を精製した（**表16**）．

表16 *Haemophilus parainfluenzae*（HP）の外膜の分離

分離・培養された HP を超音波破砕
↓
超遠心（100,000G, 40分）
↓
pellet に 2% sodium N-lauroyl sarcosine
を加え，細胞質膜（内膜）を除去
↓
超遠心（100,000G, 40分）
↓
pellet（HP 外膜）

　作製した家兎抗 *H. parainfluenzae* 抗体が *H. parainfluenzae* 菌体の外膜のどの部位を認識するのかを確認するために，ウェスタンブロッティングを行った．図7の左側は分子量のマーカーを示し，レーンAは *H. parainfluenzae* の菌体の全部を超音波破砕して得た試料と家兎抗 *H. parainfluenzae* 抗体との反応を，一方，レーンBは先に述べた方法で分離した菌体外膜を超音波破砕して得た試料と家兎抗体との反応を示している．この結果から，作製した家兎抗 *H. parainfluenzae* 抗体は，*H. parainfluenzae* の外膜を構成する分子量 19.5 kD，30 kD，33 kD および 40.5 kD の物質を認識することが明らかとなった．

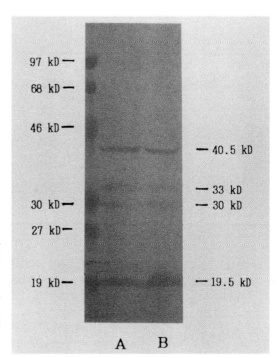

図7　家兎抗 *Haemophilus parainfluenzae*（*H. parainfluenzae*）抗体による *H. parainfluenzae* 菌体外膜抗原の認識
（ウェスタンブロッティング）
左側は分子量のマーカーを示し，レーンAは *H. parainfluenzae* 菌体の全部を超音波破砕して得た試料と家兎抗 *H. parainfluenzae* 抗体との反応を，一方，レーンBは先に述べた方法で分離した菌体外膜を超音波破砕して得た試料と家兎抗体との反応を示している．

16. *Haemophilus parainfluenzae* 菌体外膜抗原のアミノ酸分析

　図 8 は，家兎抗 *Haemophilus parainfluenzae*（*H. parainfluenzae*）抗体（レーン A）と IgA 腎症患者血清（レーン B）が認識する *H. parainfluenzae* 菌体外膜抗原を SDS-PAGE ゲルのイムノブロット法を用いて示している．この結果により，家兎抗体および IgA 腎症患者血清は，*H. parainfluenzae* 菌体外膜抗原の 19.5 kD, 30 kD, 33 kD および 40.5 kD の分子量の物質を認識することが明らかになった．そのため，これらの認識する *H. parainfluenzae* 菌体外膜抗原の物質を同定するために，アミノ酸分析を行った．アミノ酸配列の分析の結果から，家兎抗体と IgA 腎症患者の血清中抗体の認識する物質は，*H. influenzae* の外膜蛋白（outer membrane protein：OMP）の P6 precursor, P5 および P2 porin protein と高い相同性を示す *H. parainfluenzae* 菌体固有の外膜成分を認識することが明らかになった（**表 17**）[47]．

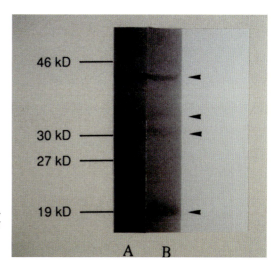

図 8　家兎抗 *Haemophilus parainfluenzae*（*H. parainfluenzae*）抗体（A）と IgA 腎症患者血清（B）が認識する *H. parainfluenzae* 菌体外膜抗原
（SDS-PAGE ゲルのイムノブロット法）

表17 *Haemophilus parainfluenzae*（HP）の外膜抗原のアミノ酸分析

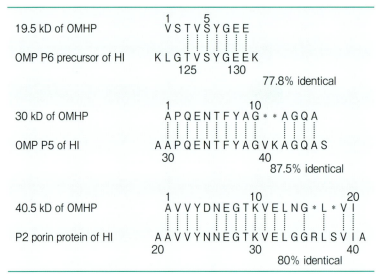

OMHP：HP 菌体外膜抗原；HI：*Haemophilus influenzae*

17. IgA 腎症患者における *Haemophilus parainfluenzae* 菌体外膜抗原の糸球体沈着

　IgA 腎症の発症に関係する原因抗原として *Haemophilus parainfluenzae*（*H. parainfluenzae*）の菌体外膜抗原が関与するのか否か検討するために，作製した *H. parainfluenzae* 菌体外膜抗原に対する家兎抗体を使用して，IgA 腎症 44 例とその他の糸球体疾患 39 例の糸球体を検討した．両群の患者の年齢および性別に関しては有意差は認められなかった．

　図 9 は，IgA 腎症患者の生検腎組織におけるモノクローナル抗 IgA1 抗体を用いた糸球体 IgA1 沈着を示すが，IgA1 をメサンギウム領域主体に粗大顆粒状に沈着を認めた．

　図 10 は，同一患者の，同一糸球体における，家兎抗 *H. parainfluenzae* 抗体を用いた蛍光抗体法所見を示すが，図 9 で示した IgA1 の糸球体沈着の様式と，*H. parainfluenzae* 菌体外膜抗原の糸球体沈着の様式は，ほぼ同様に認められた．

　H. parainfluenzae 菌体外膜抗原の各種糸球体疾患例における糸球体沈着の検

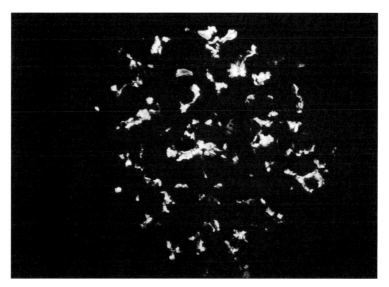

図9　IgA 腎症患者の糸球体 IgA1 沈着

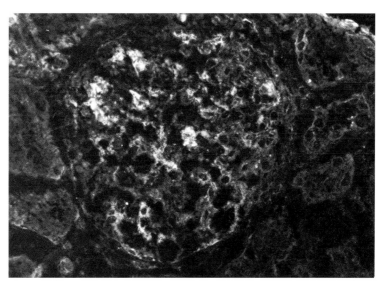

図10　図9に示した患者の同一糸球体における Haemophilus parainfluenzae 菌体外膜抗原の糸球体沈着

出頻度を**表 18** に示した．IgA 腎症患者 44 例中全例において，H. parainfluenzae 菌体外膜抗原は糸球体内に検出された．一方，他の糸球体疾患患者 39 例中 14 例において IgA の糸球体沈着を認めたが，その IgA 沈着 14 例中 2 例において H. parainfluenzae 菌体外膜抗原が検出された[40]．これらの結果から，IgA 腎症患者例において，H. parainfluenzae 菌体外膜抗原の糸球体沈着は，有意に高率に認められることが判明した．

表18 *Haemophilus parainfluenzae*(HP)菌体外膜抗原の各種糸球体疾患例における糸球体沈着の検出頻度

糸球体疾患	糸球体内HP抗原沈着	糸球体内IgA沈着
IgA nephropathy	44/44*	44/44
Other glomerular diseases	2/39*	14/39
Non-IgA GN	1/15	5/15
M N	0/8	2/8
S L E	1/5	4/5
M P G N	0/4	3/4
F G S	0/3	0/3
M C N S	0/2	0/2
D M	0/1	0/1
T B M D	0/1	0/1

*$p < 0.001$ Non-IgA GN＝non-IgA mesangial proliferative glomerulonephritis；MN＝membranous nephropathy；SLE＝systemic lupus erythematosus；MPGN＝membranoproliferative GN；FGS＝focal glomerulosclerosis；MCNS＝minimal change nephrotic syndrome；DM＝diabetic nephropathy；TBMD＝thin basement membrane disease

18. IgA腎症におけるIgA型抗 *Haemophilus parainfluenzae* 抗体価の高値

　IgA腎症の発症に関する原因抗原として *Haemophilus parainfluenzae*(*H. parainfluenzae*)の菌体外膜抗原が関与するのか否か検討するために，IgA型抗 *H. parainfluenzae* 抗体価をIgA腎症44例とその他の糸球体疾患患者39例について検討した．両群の患者の年齢および性別に関しては有意差は認められなかった．

　IgA腎症患者は他の糸球体疾患患者に比して，IgA型抗 *H. parainfluenzae* 抗体価は有意に高値を示した（**図11**）[40]．

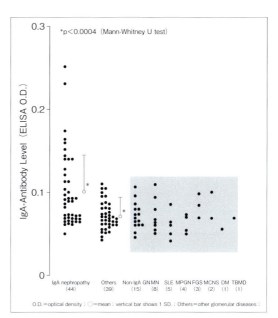

図11 各種糸球体疾患患者の血清中 IgA 型抗 *Haemophilus parainfluenzae* 抗体価

Non-IgA GN＝non-IgA mesangial proliferative glomerulonephritis；MN＝membranous nephropathy；SLE＝systemic lupus erythematosus；MPGN＝membranoproliferative GN；FGS＝focal glomerulosclerosis；MCNS＝minimal change nephrotic syndrome；DM＝diabetic nephropathy；TBMD＝thin basement membrane disease

19. 糸球体 IgA 沈着と IgA 型抗 *Haemophilus parainfluenzae* 抗体価の関係（IgA 腎症および他の糸球体疾患において）

　IgA の糸球体沈着と IgA 型抗 *Haemophilus parainfluenzae*（*H. parainfluenzae*）抗体価との関係を明らかにするために，IgA 腎症群，その他の糸球体疾患で糸球体 IgA 沈着群（Group A），およびその他の糸球体疾患で糸球体 IgA 非沈着群（Group B）に分けて検討した．その結果，IgA 腎症群と Group A は，Group B に比して有意に高値に血清中 IgA 型抗 *H. parainfluenzae* 抗体価を示すことが明らかになった**（図12）**[48]．

　さらに，その他の糸球体疾患群に属したメサンギウム増殖性糸球体腎炎（非 IgA 腎炎）の中で，糸球体 IgA 沈着群（Group C）と糸球体 IgA 非沈着群（Group D）に分けて検討した．その結果，Group C は Group D に比して有意に高値の血清中 IgA 型抗 *H. parainfluenzae* 抗体価を示した．

　これらの結果は非常に重要である．*H. parainfluenzae* 菌体外膜抗原の糸球体沈着の有無の問題はあるが，糸球体疾患の種類にかかわらず，IgA の糸球体沈着と IgA 型抗 *H. parainfluenzae* 抗体価の高値との間に重要な関係があることが示唆された．

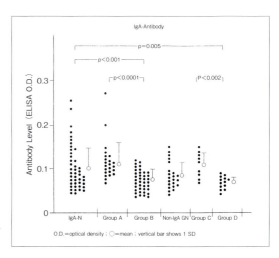

図12 IgA の糸球体沈着と IgA 型抗 *Haemophilus parainfluenzae* 抗体価との関係

20. IgG 型および IgM 型抗 *Haemophilus parainfluenzae* 抗体の存在

　IgA 腎症における免疫グロブリンの沈着は，IgA 単独の糸球体沈着症例の割合よりも，IgG and/or IgM の糸球体沈着を有する症例の割合が圧倒的に多いことに着目して，血清中 IgG 型および IgM 型抗 *Haemophilus parainfluenzae*（*H. parainfluenzae*）抗体を検討した．

　図13 は，IgA 腎症患者の血清中 IgA, IgG および IgM 型抗 *H. parainfluenzae* 抗体が認識する *H. parainfluenzae* 菌体外膜抗原を SDS-PAGE ゲルのイムノブロット法で示したものである．4 名の IgA 腎症患者血清中 IgA 型抗 *H. parainfluenzae* 抗体が，*H. parainfluenzae* 菌体外膜抗原の 19.5 kD, 30 kD, 33 kD および 40.5 kD の分子量の物質を認識することを示している．同様に，その中の 2 症例の血清中 IgG 型抗 *H. parainfluenzae* 抗体が，また，血清中 IgM 型抗 *H. parainfluenzae* 抗体が *H. parainfluenzae* 菌体外膜抗原の 19.5 kD, 30 kD, 33 kD および 40.5 kD の分子量を有する外膜抗原を認識した．これらの結果から，IgA 型，IgG 型および IgM 型抗 *H. parainfluenzae* 抗体は，*H. parainfluenzae* 菌体外膜抗原の 19.5 kD, 30 kD, 33 kD および 40.5 kD の分子量の物質（抗原）を認識することが明らかになった[47,48]．

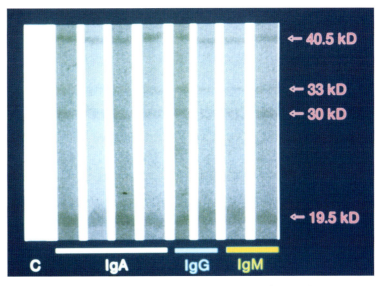

図 13 IgA 腎症患者における血清中 IgA，IgG および IgM 型抗 *Haemophilus parainfluenzae* 抗体
（SDS-PAGE ゲルのイムノブロット法）

21. IgA 腎症および他の糸球体疾患における IgG 型と IgM 型抗 *Haemophilus parainfluenzae* 抗体価

　IgA 腎症および他の糸球体疾患群における IgA 型，IgG 型および IgM 型抗 *Haemophilus parainfluenzae*（*H. parainfluenzae*）抗体価の検討（**図 14**）では，IgA 腎症における IgA 型抗 *H. parainfluenzae* 抗体価は，他の糸球体疾患群における抗体価に比べて，有意に高値を示した．同様に，IgA 腎症における IgG 型抗 *H. parainfluenzae* 抗体価は，他の糸球体疾患群における抗体価に比べて有意に高値を示した．一方，IgM 型抗 *H. parainfluenzae* 抗体価は，両群間において有意差は認められなかった[48]．これらの結果は，大変興味深い．IgA 腎症の呼称として，IgA nephropathy, IgA glomerulonephritis, IgA mesangial glomerulonephritis, IgA mesangial nephropathy, Mesangial IgA nephropathy, Mesangial IgA disease および Berger's disease など様々あるが，それらの中でも IgA-IgG nephropathy は，IgA 型および IgG 型抗 *H. parainfluenzae* 抗体価が IgA 腎症において，他の糸球体疾患群よりも有意に高値を示した今回の

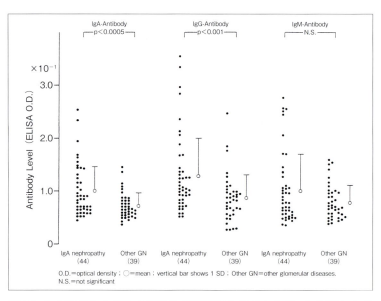

図14 IgA 腎症および他の糸球体疾患群における IgA 型，IgG 型および IgM 型抗 *Haemophilus parainfluenzae* 抗体価

結果，および著者らの検討で IgA 腎症例の 55.5％は IgA および IgG の糸球体への co-deposion を示す結果をふまえると，なかなか言い得て妙の疾患名と考えられる．

22. IgA 腎症および他の糸球体疾患における糸球体 IgG（IgM）沈着と IgG（IgM）型抗 *Haemophilus parainfluenzae* 抗体価の関係

Haemophilus parainfluenzae（*H. parainfluenzae*）菌体外膜抗原の糸球体沈着の有無の問題はあるが，糸球体疾患の種類にかかわらず，IgA の糸球体沈着と IgA 型抗 *H. parainfluenzae* 抗体価との間に有意な関係があることを既述したが，IgA 腎症において糸球体 IgG（IgM）沈着の有無と血清中 IgG（IgM）型抗 *H. parainfluenzae* 抗体価との間に同様の関係が存在するのか検討した．

図15 で示すとおり，IgA 腎症において，糸球体沈着 IgG（IgM）沈着と血清中抗 IgG（IgM）型抗 *H. parainfluenzae* 抗体価の間に，有意な関係は認められなかった[48]．

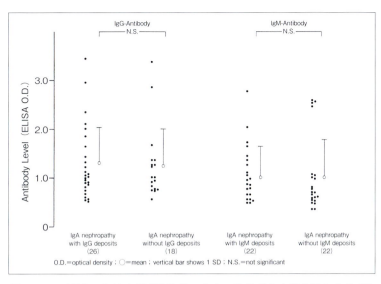

図15　IgA 腎症における糸球体沈着 IgG（IgM）沈着と血清中抗 IgG（IgM）型抗 *Haemophilus parainfluenzae* 抗体価

23. IgA 腎症の急性発症時における肉眼的血尿と IgA 型，IgG 型および IgM 型抗 *Haemophilus parainfluenzae* 抗体価の関係

　IgA 腎症患者の急性発症時に肉眼的血尿を呈した患者は，肉眼的血尿を呈したことのない患者に比して，IgA 型抗 *Haemophilus parainfluenzae*（*H. parainfluenzae*）抗体価は有意に高値を示した（**図 16**）（なお，患者血清は，粘膜感染症状後に肉眼的血尿を自覚してから 1 ヵ月以内のものである）．

　一方，IgG 型および IgM 型抗 *H. parainfluenzae* 抗体価と肉眼的血尿の有無との間に，有意な関係は認められなかった[48]．

　急性発症時に高頻度に随伴する肉眼的血尿を呈した患者の（1 ヵ月以内の）血清中 IgA 型抗 *H. parainfluenzae* 抗体価が有意に高値を示し，一方，IgG 型および IgM 型抗 *H. parainfluenzae* 抗体価は有意な上昇を示さなかったことは，IgA 腎症の発症における粘膜免疫応答と *H. parainfluenzae* 菌体外膜抗原の関与を示唆すると考えられる．

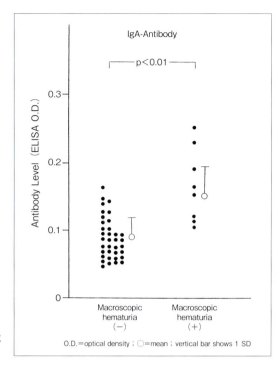

図16 IgA腎症の急性発症時における肉眼的血尿と IgA型抗 *Haemophilus parainfluenzae* 抗体価

24. IgA腎症および他の糸球体疾患における血清中IgA（IgG，IgM）値と血清中IgA（IgG，IgM）型抗 *Haemophilus parainfluenzae* 抗体価の関係

24.1. 血清中IgA（IgG，IgM）値と血清中IgA（IgG，IgM）型抗 *Haemophilus parainfluenzae* 抗体価の関係

　IgA腎症および他の糸球体疾患における血清中IgA値と血清中IgA型抗 *Haemophilus parainfluenzae*（*H. parainfluenzae*）抗体価，血清中IgG値と血清中IgG型抗 *H. parainfluenzae* 抗体価，および血清中IgM値と血清中IgM型抗 *H. parainfluenzae* 抗体価との関係を検討した．

　IgA腎症においては，血清中IgA値と血清中IgA型抗 *H. parainfluenzae* 抗体価，および血清中IgG値と血清中IgG型抗 *H. parainfluenzae* 抗体価との間に有意な関係は認められなかった．一方，血清中IgM値と血清中IgM型抗 *H. parainfluenzae* 抗体価との間に有意な正の相関関係を認めた（**図17，18，**

19).

　他の糸球体疾患においては，血清中 IgA 値と血清中 IgA 型抗 *H. parainfluenzae* 抗体価との間に有意な関係は認められなかった．一方，血清中 IgG 値と血清中 IgG 型抗 *H. parainfluenzae* 抗体価，および血清中 IgM 値と血清中 IgM 型抗 *H. parainfluenzae* 抗体価との間に有意な正の相関関係を認めた．

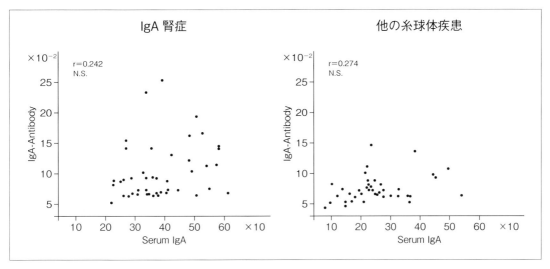

図17　各種糸球体疾患患者における血清中 IgA 値と IgA 型抗 *Haemophilus parainfluenzae* 抗体価の関係

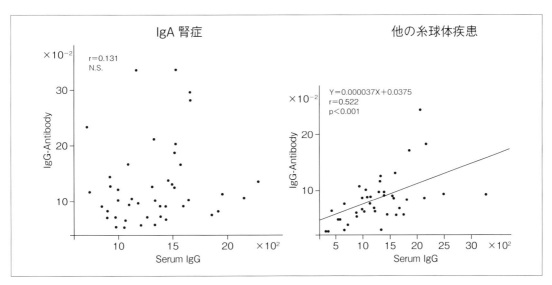

図18　各種糸球体疾患患者における血清中 IgG 値と IgG 型抗 *Haemophilus parainfluenzae* 抗体価の関係

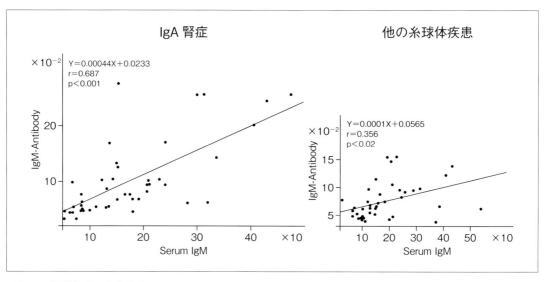

図 19　各種糸球体疾患患者における血清中 IgM 値と IgM 型抗 *Haemophilus parainfluenzae* 抗体価の関係

24.2. 血清中 IgA，IgG，および IgM 型抗 *Haemophilus parainfluenzae* 抗体価の関係

　IgA 腎症および他の糸球体疾患における血清中 IgA 型抗 *Haemophilus parainfluenzae*（*H. parainfluenzae*）抗体価，血清中 IgG 型抗 *H. parainfluenzae* 抗体価，および血清中 IgM 型抗 *H. parainfluenzae* 抗体価との関係を検討した．

　IgA 腎症においては，血清中 IgA 型抗 *H. parainfluenzae* 抗体価と血清中 IgG 型抗 *H. parainfluenzae* 抗体価との間，血清中 IgG 型抗 *H. parainfluenzae* 抗体価と血清中 IgM 型抗 *H. parainfluenzae* 抗体価との間，および血清中 IgM 型抗 *H. parainfluenzae* 抗体価と血清中 IgA 型抗 *H. parainfluenzae* 抗体価との間に有意な正の相関関係を認めた（図 20, 21, 22）[47]．

　他の糸球体疾患においては，血清中 IgA 型抗 *H. parainfluenzae* 抗体価と血清中 IgG 型抗 *H. parainfluenzae* 抗体価との間に有意な正の相関関係を認めた．一方，血清中 IgG 型抗 *H. parainfluenzae* 抗体価と血清中 IgM 型抗 *H. parainfluenzae* 抗体価との間，および血清中 IgM 型抗 *H. parainfluenzae* 抗体価と血清中 IgA 型抗 *H. parainfluenzae* 抗体価との間には，有意な関係を認めなかった．

　これらの検討成績から，IgA 腎症患者においては，*H. parainfluenzae* 菌体外膜抗原に対する isotype の抗体産生において，クラススイッチによる polyclonal activation を介して IgA 型，IgG 型および IgM 型 *H. parainfluenzae* 抗体の産生が行われている可能性が示唆された．

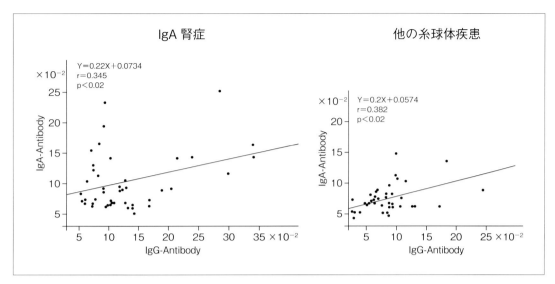

図 20　各種糸球体疾患患者における血清中 IgA 型および IgG 型抗 *Haemophilus parainfluenzae* 抗体価の関係

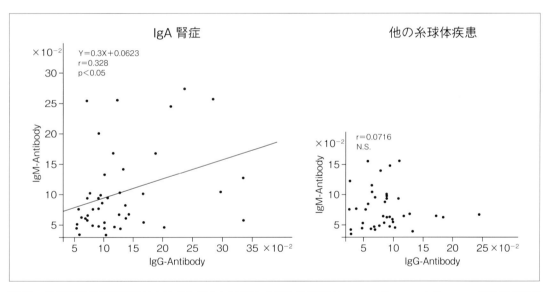

図 21　各種糸球体疾患患者における血清中 IgM 型および IgG 型抗 *Haemophilus parainfluenzae* 抗体価の関係

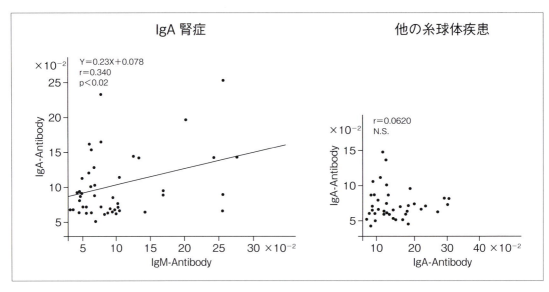

図22　各種糸球体疾患患者における血清中 IgA 型および IgM 型抗 *Haemophilus parainfluenzae* 抗体価の関係

25. IgA 腎症における *Haemophilus parainfluenzae* と扁桃・扁桃リンパ球に関する研究

　IgA 腎症における扁桃を病巣感染症の観点からとらえる研究は，耳鼻咽喉科領域を中心に日本扁桃研究会，日本口腔・咽頭科学会などにおいて活発に行われてきた．Gutzeit と Parade によれば病巣感染の定義は，"細菌を有するところの限局性の慢性炎症巣の存在によってひき起こされる病症で，この場合病巣自身からの症状はきわめて少ないかあるいは出現しない程度であり，病巣から遠隔の生体内に一定の器質的ないし機能的障害を呈する病態"である．
　この章までに，IgA 腎症の発症機序において *Haemophilus parainfluenzae* と扁桃の関与を強く示唆する研究成果を述べてきており，この扁桃病巣感染症の考え方のほかに，扁桃を抗原提示機能を有する免疫学的（特に粘膜免疫）に重要な臓器ととらえた，IgA 腎症における扁桃の役割に関する研究が重要であると考えるに至った．

26. 扁桃における抗原提示

　扁桃は，Waldeyer 扁桃輪を形成するリンパ装置であり，口腔および鼻腔より侵入する抗原を取り込んで，その抗原情報を認識して免疫応答を行うことにより，それらの抗原から生体を防御することが主要な機能である．特に口蓋扁桃の陰窩（crypt）は，非角化型の重層扁平上皮細胞層で被われているが，接着斑で接合されて網状構造となっている[49]．こうした網目には，リンパ球が充満してリンパ上皮共生状態にあり，多数の形質細胞，マクロファージおよび樹状細胞も介在して，扁桃の免疫機能を発揮するうえで重要な機能的構造となっている．これらの上皮細胞は，多量体免疫グロブリンの受容体・輸送蛋白である分泌成分（secretory component）を発現して分泌型 IgA の輸送を行い，扁桃領域における局所の生体防御機能をつかさどっていると考えられる[50]．また，陰窩上皮細胞は，扁桃および消化管粘膜に存在する濾胞樹状突起細胞（follicular dendritic cell：FDC）と構造的に類似しており[51]，抗原提示細胞としての役割が推測されている．

27. IgA 腎症における扁桃の関与

　急性あるいは慢性扁桃炎では，上皮の破壊，好中球の集簇，細菌塊などが認められるが，これらの変化は単純性扁桃肥大においてもみられる所見であり，本来，生理的炎症臓器である扁桃では，生理的変化あるいは病的炎症変化か否か，の区別は明らかでない場合が多い．
　IgA 腎症の扁桃と単純性扁桃肥大の扁桃について，抗ケラチン抗体 PKK1 を用いて免疫病理組織学的に検討し，IgA 腎症群の陰窩上皮においては，単純性扁桃肥大群に比べて，口蓋扁桃に特徴的とされる上皮の網状化形成の不全が高

率に認められている[52]．また，IgA 腎症患者の扁桃の high endothelial venules における CD31 と CD54 の発現が，対照群に比べて増加していることを指摘する報告[53]があり，IgA 腎症の扁桃におけるリンパ球の供給の増加が示唆されている．

　口蓋扁桃組織中のリンパ球の解析に関して，Bene らは，IgA 腎症 70 例と対照群 142 例についての多施設による検討を行い，IgA 腎症においては IgA 産生形質細胞の割合と数が有意に増加していることを明らかにした[54]．また，in situ hybridization 法を用いた検討により，IgA 腎症患者の口蓋扁桃の胚中心には多数の J chain mRNA 陽性細胞が存在し，濾胞間には J chain mRNA 陽性の IgA 産生形質細胞が対照群に比べて有意に多く認められ，IgA 腎症の扁桃における IgA 産生は二量体(dimer)IgA が主体であると報告されている[55]．さらに，IgA 腎症の濾胞樹状突起細胞（FDC）においては，IgA1 陽性細胞が認められるが，対照群においては認められないこと，一方，IgA2，IgG，IgM 陽性細胞の分布に関しては，両群間に差がないことが報告されている[56]．これらの成績は，IgA 腎症患者の扁桃においては，IgA 産生の免疫異常が存在し，IgA 腎症の発症に扁桃組織が関与する可能性を示唆している．

　糸球体腎炎におけるサイトカインの関与に関しては多くの報告がある．Matsuda らは，慢性扁桃炎を合併する IgA 腎症例について検討して，血清および尿中 macrophage-colony-stimulation factor（M-CSF）濃度が，対照群（腎疾患を合併しない慢性扁桃炎例）に比べて有意に高値であり，尿中 M-CSF 濃度と腎生検組織における糸球体内 M-CSF 発現との間に正の相関が認められ，扁桃誘発試験により IgA 腎症群においては，尿中 M-CSF 濃度の有意な増加が認められたと報告している[57]．

　IgA 腎症における循環 IgA 型免疫複合体（IgA-IC）の性状に関して，Yamaguchi らは上気道炎時あるいは扁桃摘出後にみられた肉眼的血尿発作時における IgA-IC の荷電状態について検討を行ったところ，anionic IgA-IC (pI 4.8〜5.6) および IgA1 サブクラスの増加が認められたと報告し[58]，扁桃が肉眼的血尿の発生機序に関与することを示唆した．また，Yamabe らは，扁桃誘発試験の前後における臨床所見の変化を検討したところ，IgA 腎症患者は他の腎疾患患者よりも扁桃刺激後に尿所見の悪化を呈する頻度が有意に高いこと，さらに，扁桃刺激により尿所見が悪化した患者は，尿所見の変化がなかった患者に比べて，上気道炎に随伴して肉眼的血尿を有意に高率に既往としてもつことを示し，慢性扁桃炎が IgA 腎症の発症機序に関与すると報告している[59]．

　さらに，IgA 腎症患者から摘出された扁桃 B リンパ球とマウス myeloma cells（NS-1）から作製された hetero-hybridoma cells を培養して得られた IgA

が，IgA 腎症患者の腎生検組織中の糸球体メサンギウムと結合したとの報告がある[60]．このことからも，IgA 腎症の糸球体沈着 IgA の由来が扁桃である可能性が示唆される．

28. IgA 腎症患者の扁桃組織における IgA，IgG，IgM，IgA1 および IgA2 陽性細胞に関する研究

　IgA 腎症における扁桃組織の特徴を明らかにするために，口蓋扁桃組織中のリンパ球の免疫組織学的解析を，IgA 腎症患者 10 例と尿所見および腎機能が正常である慢性扁桃炎患者 12 例（対照群）について行った．

（平成 10〜11 年：福井医科大学附属病院検査部前川秀樹氏と共同研究）

　摘出された扁桃組織のホルマリン固定パラフィン包埋切片を使用し，抗ヒト IgA，IgG，IgM，IgA1 および IgA2 抗体にて免疫染色が行われた後に，扁桃組織切片上の 0.03 mm^2 領域のすべての各免疫グロブリン陽性細胞について，上皮下，濾胞間および胚中心に分類して，無作為に数ヵ所選択して計測された．

　図 23 は，IgA 腎症患者扁桃組織における IgA 陽性細胞の上皮下，濾胞間および濾胞内組織（胚中心）における局在を示す．

　検討の結果，扁桃組織の上皮下，濾胞間および胚中心のいずれの部位においても，IgA 陽性細胞の数的割合は，IgA 腎症患者群が，対照群に比して有意な増加を示し**（図 24）**，IgA 陽性細胞/IgG 陽性細胞，IgA 陽性細胞/(IgG 陽性細胞＋IgM 陽性細胞）および IgA 陽性細胞/(IgG 陽性細胞＋IgA 陽性細胞＋IgM 陽性細胞）の比は，IgA 腎症患者群が対照群に比して有意に高値を示したが**（図 25）**，IgG 陽性細胞および IgM 陽性細胞の出現頻度は両群間において有意な差は認められなかった．IgA1 陽性細胞は，両群の扁桃組織の上皮下，濾胞間および胚中心のいずれの部位においても，IgA2 陽性細胞よりも有意に多く認められた**（図 26）**．

　これらの結果から，扁桃組織における IgA1 産生形質細胞は，IgA 腎症の発症あるいは進展に関与している可能性が示唆された[61]．

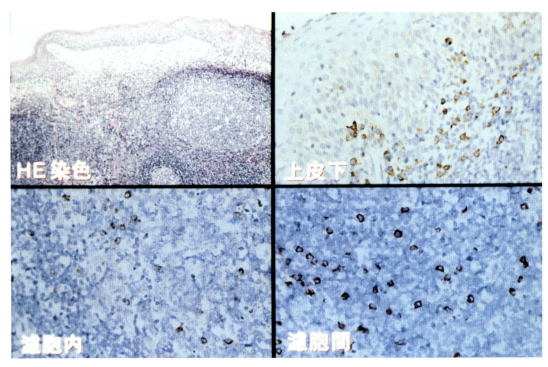

図23　IgA 腎症患者における IgA 免疫染色

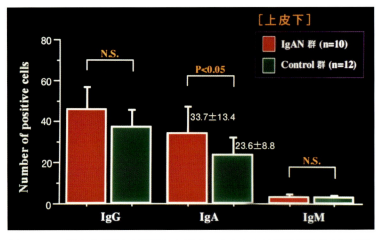

図24　IgA 腎症患者群と対照群における IgG, IgA, IgM 陽性細胞数（上皮下）

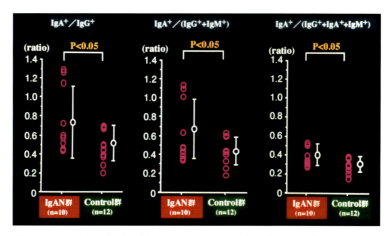

図25 IgA腎症患者群と対照群における免疫グロブリン（Ig）陽性細胞数の比

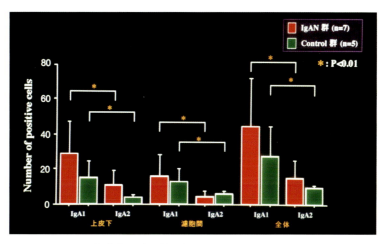

図26 IgA腎症患者群と対照群におけるIgA1，IgA2陽性細胞数

29. IgA腎症における扁桃組織構成リンパ球の特徴に関する研究

　IgA腎症における口蓋扁桃組織を構成するリンパ球についての特徴を明らかにするために，IgA腎症患者12名および対照群（腎機能正常で習慣性扁桃炎を呈する慢性扁桃炎患者）13名の扁桃摘出術により得られた口蓋扁桃組織中

リンパ球を蛍光細胞分析分離装置（fluorescence activated cell sorter：FACS）により検討した．

（平成 9〜10 年：福井医科大学附属病院検査部鳥居国雄氏と共同研究）

モノクローナル抗体を用いた検討の結果は，以下に示すごとくであった．

①同一症例において，IgA1 陽性 CD（cluster of differentiation）20 陽性細胞（IgA1 陽性 B 細胞）の比率は IgA2 陽性 B 細胞の比率より，IgA 腎症群および対照群の両群において，有意に高値に認められた．②同一症例において，light chain κ 陽性 B 細胞の比率は light chain λ 陽性 B 細胞の比率より，IgA 腎症群において有意に高値に認められた．一方，対照群においては有意な差は認められなかった．③natural killer 細胞，活性化 T 細胞，ヘルパー T 細胞およびサプレッサー T 細胞の比率は，両群間において有意な差は認められなかった．

以上の結果より，扁桃組織においては IgA1 陽性 B 細胞の構成比率が高値であることが，FACS を用いた検討で示唆された．

30. Haemophilus parainfluenzae 菌体外膜抗原と扁桃組織における局在

Haemophilus parainfluenzae（*H. parainfluenzae*）菌体外膜抗原と（扁桃）粘膜における局所免疫の関係は，粘膜固有層内の IgA 産生形質細胞から産生された IgA 型抗体が上皮細胞内を通過して分泌され，*H. parainfluenzae* 菌体が生体内へ侵入することを防いでいると考えられる **（図 27）**．

図 28 は，IgA 腎症患者の扁桃の陰窩（crypt）組織のギムザ染色にて，粘膜組織内に桿菌が存在することを示している．

図 29 は，同一症例の扁桃の同部位の組織に，家兎抗 *H. parainfluenzae* 抗体を用いた蛍光抗体法所見を示すが，粘膜表層および粘膜組織内に *H. parainfluenzae* 菌体外膜抗原の存在を示している．

なぜ *H. parainfluenzae* 菌体が IgA 腎症患者の扁桃や咽頭に高率に存在するかについては，今後検討すべきいくつかの問題が存在するが，基本的には正常に比べて IgA 腎症患者においては生体内に侵入する *H. parainfluenzae* 菌体外膜抗原量が多く，また，それに対する免疫応答に違いがあるのではないかと考

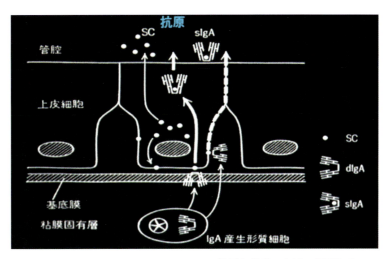

図27 *Haemophilus parainfluenzae* 抗原と粘膜における局所免疫

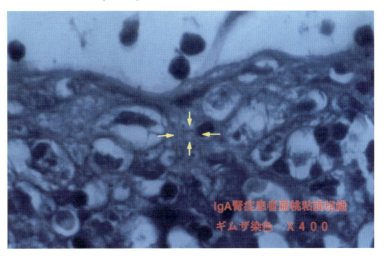

図28 IgA 腎症患者扁桃の陰窩（crypt）粘膜組織内の桿菌（ギムザ染色）

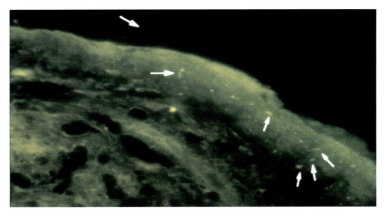

図29 同一症例の扁桃の同部位の粘膜表層および粘膜組織内の *Haemophilus parainfluenzae*（*H. parainfluenzae*）菌体外膜抗原の存在
（家兎抗 H. parainfluenzae 抗体を用いた蛍光抗体法所見　X400）

えられる．また，IgA 腎症患者においては，上気道を中心に H. parainfluenzae 菌が高頻度に常在していることから，ウイルス感染による粘膜の炎症が加わると（**図 30，31**），H. parainfluenzae 菌体外膜抗原は容易に粘膜固有層から全身循環に入り，IgA 型免疫複合体を形成して糸球体に沈着し，肉眼的血尿をはじめとする急性糸球体腎炎症候群も惹起しうると考えられる．

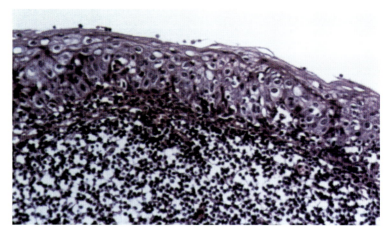

図 30　正常扁桃粘膜組織（PAS 染色　X400）

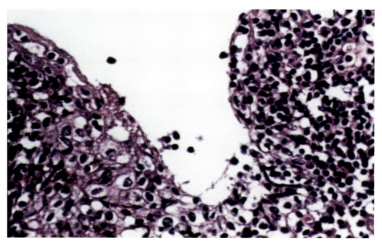

図 31　扁桃粘膜組織（IgA 腎症患者例）（PAS 染色　X400）

31. IgA腎症患者扁桃・咽頭から分離される *Haemophilus parainfluenzae* の遺伝型の研究

　IgA腎症患者の扁桃（咽頭）から分離される *Haemophilus parainfluenzae*（*H. parainfluenzae*）菌はすべて同一の origin なのか否か，明らかにするためにパルスフィールドゲル電気泳動法による解析を行った．

（平成11～12年：福井医科大学附属病院検査部山下政宣氏と共同研究）

　IgA腎症患者扁桃（咽頭）および，対照群として尿所見のない健常人扁桃（咽頭）から分離された *H. parainfluenzae* 菌のパルスフィールドゲル電気泳動法による解析を行った結果，IgA腎症群および対照群においても同一の電気泳動パターンは認められなかった（図32）．

　この結果から，IgA腎症における発症原因と考えられる *H. parainfluenzae* 菌は同一のクローンではないことが明らかになった．

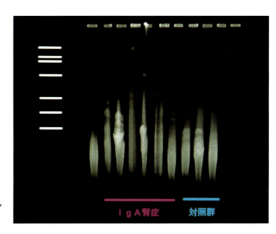

図32　咽頭粘膜 *Haemophilus parainfluenzae* のパルスフィールドゲル電気泳動による分離菌の解析

32. IgA 腎症および他の糸球体疾患における唾液中 IgA 値と唾液中 IgA 型抗 *Haemophilus parainfluenzae* 抗体価の関係

　IgA 腎症患者における咽頭および扁桃から *Haemophilus parainfluenzae*（*H.parainfluenzae*）が高率に検出されることは明らかになったが，なぜ，IgA 腎症患者の口腔内に *H. parainfluenzae* が高率に存在するのか，との疑問が生じた．IgA 腎症患者と健常人における咽頭・扁桃組織の構造の違いはないと考えられることから，口腔内における *H. parainfluenzae* に対する生体防御の異常により，IgA 腎症患者では *H. parainfluenzae* を排除できない可能性が考えられた．口腔内における生体防御の重要な点は，咽頭・扁桃組織に *H. parainfluenzae* の付着を阻止したり，同組織に集落化することを防ぐことであり，唾液流出は重要な生体防御因子として考えられてきた．そこで，唾液分泌物中に細菌，つまり *H. parainfluenzae* の付着を阻止する物質として，分泌型 IgA の存在に着目した．

　まず，IgA 腎症においては，唾液中の（分泌型）IgA 量および IgA 型抗 *H. parainfluenzae* 抗体量が他の糸球体疾患患者に比べて低下していないか検討した．

（平成 10～12 年：福井医科大学附属病院検査部杉本英弘氏と共同研究）

　腎生検で組織診断が確定している IgA 腎症患者と他の糸球体疾患患者から同意を得て唾液の採取を行い，採取した唾液中の IgA 量，IgA 型抗 *H. parainfluenzae* 抗体価およびアルブミン濃度を測定して，両群における違いを検討した．

　その結果，①唾液中 IgA 型抗 *H. parainfluenzae* 抗体価／唾液中アルブミン濃度（mg/dL）の値は，IgA 腎症群において有意に高値に，②唾液中 IgA（mg/dL）／唾液中アルブミン濃度の値は，IgA 腎症群において有意に高値に認められた．③唾液中 IgA 量と唾液中 IgA 型抗 *H. parainfluenzae* 抗体価との間には，IgA 腎症群（図 33）および他の糸球体疾患群（図 34）ともに，有意な相関関係は認められなかった．

　これらの成績から，IgA 腎症では唾液中 IgA 型抗 *H. parainfluenzae* 抗体量の低下および唾液中分泌型 IgA の低下は認められないことが明らかになった．

　また，IgA 腎症では局所免疫としての IgA および IgA 型抗 *H. parainfluenzae* 抗体の産生が高まっていることが示唆された．

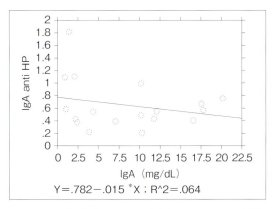

図33 IgA腎症群における唾液中IgA量とIgA型抗 *Haemophilus parainfluenzae*（HP）抗体価との関係

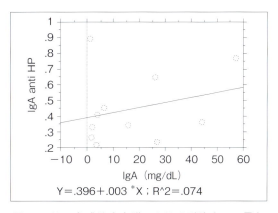

図34 他の糸球体疾患群における唾液中IgA量とIgA型抗 *Haemophilus parainfluenzae*（HP）抗体価との関係

33. IgA腎症および他の糸球体疾患における唾液中IgA1型およびIgA2型抗 *Haemophilus parainfluenzae* 抗体の関係

　IgA腎症における唾液中IgA型抗 *Haemophilus parainfluenzae*（*H. parainfluenzae*）抗体について前章で示したが，さらなる病態の解明のために，IgAのサブクラスであるIgA1型およびIgA2型抗 *H. parainfluenzae* 抗体について，IgA腎症群と他の糸球体疾患群における免疫応答の差異を検討した．
（平成10〜12年：福井医科大学附属病院検査部杉本英弘氏と共同研究）
　唾液中の抗体価を測定した結果，①唾液中IgA1型抗 *H. parainfluenzae* 抗体価/唾液中アルブミンは，IgA腎症群において有意に高値に認められた．②唾液中IgA2型抗 *H. parainfluenzae* 抗体価/唾液中アルブミンは，IgA腎症群において有意に高値に認められた．③唾液中IgA値と唾液中IgA1型抗 *H. parainfluenzae* 抗体価との間に，IgA腎症群では有意な関係は認められなかった**（図35）**が，他の糸球体疾患群では有意な正の相関関係が認められた**（図36）**．④唾液中IgA値と唾液中IgA2型抗 *H. parainfluenzae* 抗体価との間に，IgA腎症群では有意な関係は認められなかった**（図37）**が，他の糸球体疾患群では有意な正の相関関係が認められた**（図38）**．⑤唾液中IgA型抗 *H. parainfluenzae* 抗体価と唾液中IgA1型抗 *H. parainfluenzae* 抗体価との間に，IgA腎症群では

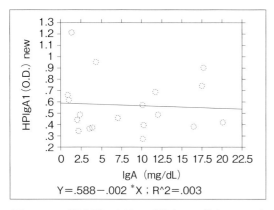

図35 IgA腎症群における唾液中IgA値とIgA1型抗 *Haemophilus parainfluenzae*（HP）抗体価との関係

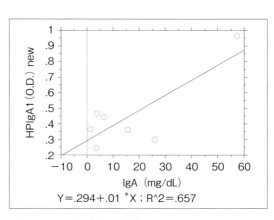

図36 他の糸球体疾患群における唾液中IgA値とIgA1型抗 *Haemophilus parainfluenzae*（HP）抗体価との関係

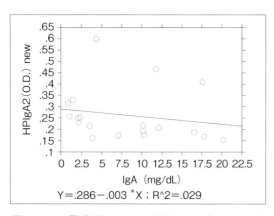

図37 IgA腎症群における唾液中IgA値とIgA2型抗 *Haemophilus parainfluenzae*（HP）抗体価との関係

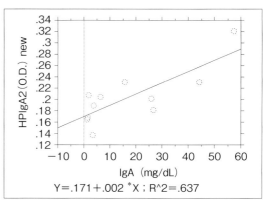

図38 他の糸球体疾患群における唾液中IgA値とIgA2型抗 *Haemophilus parainfluenzae*（HP）抗体価との関係

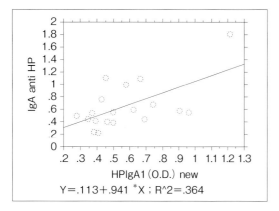

図39 IgA腎症群における唾液中IgA型抗 *Haemophilus parainfluenzae*（HP）抗体価とIgA1型抗HP抗体価との関係

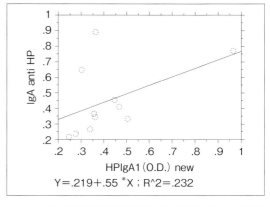

図40 他の糸球体疾患群における唾液中IgA型抗 *Haemophilus parainfluenzae*（HP）抗体価とIgA1型抗HP抗体価との関係

33. IgA腎症および他の糸球体疾患における唾液中IgA1型およびIgA2型抗 *Haemophilus parainfluenzae* 抗体の関係

有意な正の相関関係が認められた（**図 39**）が，他の糸球体疾患群では有意な関係は認められなかった（**図 40**）．⑥唾液中 IgA 型抗 *H. parainfluenzae* 抗体価と唾液中 IgA2 型抗 *H. parainfluenzae* 抗体価との間に，IgA 腎症群（**図 41**）および他の糸球体疾患群（**図 42**）ともに有意な関係は認められなかった．⑦唾液中 IgA1 型抗 *H. parainfluenzae* 抗体価と唾液中 IgA2 型抗 *H. parainfluenzae* 抗体価との間に，IgA 腎症群（**図 43**）および他の糸球体疾患群（**図 44**）ともに有意な正の相関関係が認められた．

これらのことから，IgA 腎症患者の口腔内粘膜における *H. parainfluenzae* 菌体外膜抗原に対する局所免疫反応は，他の糸球体疾患患者に比べて有意に亢進しており，特異的 IgA1 型抗 *H. parainfluenzae* 抗体産生が亢進していることが明らかになった．

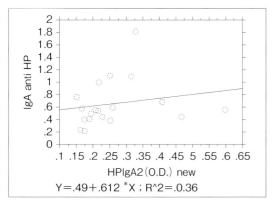

図 41　IgA 腎症群における唾液中 IgA 型抗 *Haemophilus parainfluenzae*（HP）抗体価と IgA2 型抗 HP 抗体価との関係

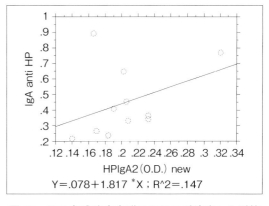

図 42　他の糸球体疾患群における唾液中 IgA 型抗 *Haemophilus parainfluenzae*（HP）抗体価と IgA2 型抗 HP 抗体価との関係

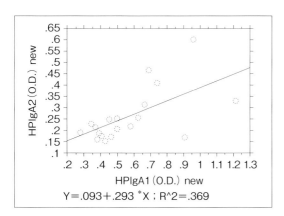

図 43　IgA 腎症群における唾液中 IgA1 型抗 *Haemophilus parainfluenzae*（HP）抗体価と IgA2 型抗 HP 抗体価との関係

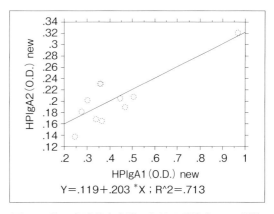

図 44　他の糸球体疾患群における唾液中 IgA1 型抗 *Haemophilus parainfluenzae*（HP）抗体価と IgA2 型抗 HP 抗体価との関係

34. IgA 腎症における *Streptococcus sanguis* および *Streptococcus mitis* の口腔内共存に関する研究

　IgA 腎症患者において，唾液中 IgA 型抗 *Haemophilus parainfluenzae*（*H. parainfluenzae*）抗体量が他の糸球体疾患患者に比して有意に高値であるにもかかわらず，口腔内に *H. parainfluenzae* が存在し続けることができるのは，抗体自体の機能が阻害されているのではないか，との可能性が考えられた．その抗体活性低下が産生された IgA の構造異常によりもたらされるものか，あるいは，口腔内に共存する細菌がもつ IgA（IgA1）プロテアーゼにより分泌型 IgA の構造が破壊されるためか，と考えた．口腔内 IgA 型抗 *H. parainfluenzae* 抗体が細菌のもつ IgA プロテアーゼにより断片化され，抗体活性が失活する可能性は否定できないと考えられた．

　IgA を断片化する IgA プロテアーゼを産生する口腔内常在菌としては，*Streptococcus mitis*（*S. mitis*）および *Streptococcus sanguis*（*S. sanguis*）が報告[62〜69]されていたので，*H. parainfluenzae* は *S. mitis* あるいは *S. sanguis* が口腔内に共存することで，*S. mitis* あるいは *S. sanguis* が有する IgA プロテアーゼによる IgA 型抗 *H. parainfluenzae* 抗体の断片化による抗体活性低下が生じ，*H. parainfluenzae* は口腔内から排除されずに，咽頭・扁桃に存在し続けられると考えられた．その仮説を立証するために，IgA 腎症患者 17 例および他の糸球体疾患患者 42 例に対して咽頭培養を行って，*H. parainfluenzae* と *S. mitis* あるいは *S. sanguis* との共存について検討した．

（平成 12〜13 年：福井医科大学附属病院検査部山下政宣氏と共同研究）

　検討の結果を以下に記すが，興味深いものである．①*H. parainfluenzae* が検出された症例における *S. mitis* の共存は，38 例中 32 例（84.2％）と高率であった．②IgA 腎症群において，*H. parainfluenzae* が検出された症例における *S. mitis* の共存は 17 例中 15 例（88.2％）と高率であったが，他の糸球体疾患群における 21 例中 17 例（81.0％）の共存率と比べて，有意差は認められなかった．③*H. parainfluenzae* が検出された症例における *S. sanguis* の共存は，38 例中 12 例（31.6％）であった．④*H. parainfluenzae* が検出された症例における *S. mitis* and/or *S. sanguis* の共存は，38 例中 38 例（100％）であった．

　これらの結果から，*H. parainfluenzae* は *S. mitis* あるいは *S. sanguis* が口腔内に共存することにより，*S. mitis* あるいは *S. ganguis* が産生する IgA プロテ

アーゼによる IgA 型抗 H. parainfluenzae 抗体の断片化による抗体活性低下によって，口腔内から排除されないで咽頭・扁桃組織に存在し続けられる可能性が考えられる．さらなる詳細な検討が求められる．

35. IgA 腎症の発症（機序）にとり示唆に富んだ症例

　IgA 型免疫複合体の糸球体沈着が，臨床的な意味での，蛋白尿・血尿として認められる IgA 腎症の発症といえるか否かは，現時点では明らかではない状況の中，示唆に富む症例を経験したことがある．症例は 21 歳の女性で洋品店勤務でした．主訴は，腎生検にて IgA 腎症か否か，診断してほしいというものであった．家族歴および既往歴には，特記すべきことはなかった．症例は，健康診断にて尿異常を指摘されたことはなかった．幼少時より扁桃肥大の指摘を受けており，扁桃炎を繰り返して咽頭違和感が持続するために近くの耳鼻咽喉科を受診した際に，扁桃摘出を勧められて福井医科大学附属病院耳鼻咽喉科に入院した．精査の結果，習慣性扁桃炎と診断されて扁桃摘出術を受けた．その際に，血清 IgA 値が 609 mg/dL と高値であり，咽頭培養にて Haemophilus parainfluenzae（H. parainfluenzae）が検出されたため腎臓内科に紹介されてきた．患者本人と家族の腎生検による IgA 腎症か否かの確定診断の希望が強く，腎臓内科へ転科後，1 週間にわたり連日の検尿を行ったところ，1 度のみであったが尿沈渣にて赤血球 1〜3/HPF で異型性を認め，糸球体性血尿と確認できたために腎生検を行った．

　腎生検の光顕所見（**図 45**）では，minor glomerular abnormalities のカテゴリーに入り，電顕所見（**図 46**）ではパラメサンギウム領域中心に electron dense deposits が認められた．蛍光抗体法所見（**図 47**）では，IgA のメサンギウム領域主体の顆粒状沈着を認めて，以上から IgA 腎症と診断した．H. parainfluenzae 菌体外膜抗原の糸球体沈着が考えられたので，同抗原の検出を家兎抗 H. parainfluenzae 抗体を用いて検討したところ，**図 48** に示すように同一糸球体内に H. parainfluenzae 菌体外膜抗原の沈着を IgA と同様の様式で認めた．本症例から示唆されるように，IgA 腎症には局所免疫反応が重要であり，扁桃

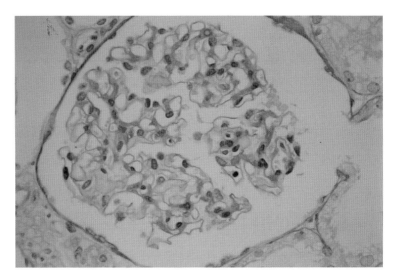

図 45　IgA 腎症例の腎生検の光顕所見（PAS 染色　X400）

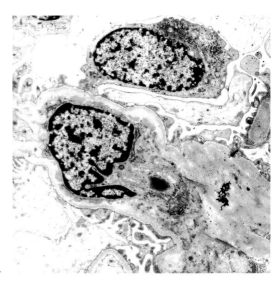

図 46　同一症例（図 45）の電顕所見

を中心とする上気道の粘膜組織における *H. parainfluenzae* の関与が重要と考えられる．

　しかし，IgA 型免疫複合体（*H. parainfluenzae* 菌体外膜抗原・IgA 型抗 *H. parainfluenzae* 抗体）の糸球体沈着の時期と沈着程度が，臨床的に IgA 腎症の腎傷害の時期と傷害程度と一致するのか否かは，現時点では明らかではない．

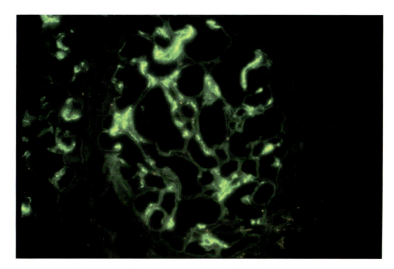

図 47　同一症例（図 45）の糸球体 IgA 沈着

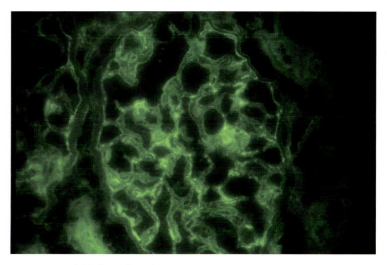

図 48　同一症例（図 45）の糸球体内 *Haemophilus parainfluenzae* 菌体外膜抗原沈着

36. 扁桃摘出の血清中 IgA，IgG および IgM 型抗 *Haemophilus parainfluenzae* 抗体価に及ぼす影響

　扁桃摘出は，以前より糸球体腎炎の治療として行われてきたものの，その治

療効果および効果の発現機序が不明であることから，糸球体腎炎に対する扁桃摘出の治療法は疑問視されてきた．一方，著者らは，IgA 腎症の発症機序において，扁桃と Haemophilus parainfluenzae（H. parainfluenzae）菌体外膜抗原の関与を明らかにしつつあったことから，H. parainfluenzae 菌体外膜抗原と扁桃との関係に焦点を合わせて，IgA 腎症における扁桃摘出の治療の意義を明らかにするための検討を行った．3 名の IgA 腎症患者において，扁桃摘出術の前後での血清中抗 H. parainfluenzae 抗体価の変動を長期にわたって観察したところ，扁桃摘出後，血清中 IgA 型抗 H. parainfluenzae 抗体価の劇的な低下が認められた（図 49）．

一方，IgG 型抗 H. parainfluenzae 抗体価および IgM 型抗 H. parainfluenzae

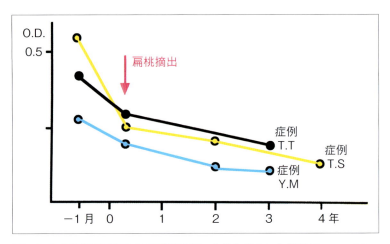

図 49 IgA 腎症患者における扁桃摘出による血清中 IgA 型抗 *Haemophilus parainfluenzae* 抗体価への影響

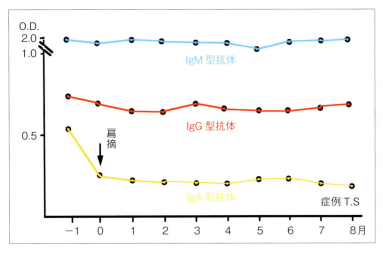

図 50 IgA 腎症患者における扁桃摘出による血清中 IgA，IgG および IgM 型抗 *Haemophilus parainfluenzae* 抗体価への影響

抗体価の変動は認められなかった（**図 50**）．

　検討症例数は少ないものの，IgA 腎症における扁桃摘出による効果は，病巣感染している *H. parainfluenzae* の菌体外膜抗原量を減少させることにより，あるいは，*H. parainfluenzae* 菌体外膜抗原に応答する免疫細胞を減少させることにより，血清中 IgA 型抗 *H. parainfluenzae* 抗体量を減少させることにより認められる可能性が明らかになった．

37. 〈扁桃摘出＋ステロイドパルス療法〉の血清中 IgA，IgG および IgM 型抗 *Haemophilus parainfluenzae* 抗体価に及ぼす影響

　近年，Pozzi らは多施設による randomized controlled trial を実施して，IgA 腎症に対するステロイドパルス療法の有効性を報告[70]して注目を集めている．Hotta らは，IgA 腎症の根治治療として扁桃摘出およびステロイドパルス療法の併用療法を施行して，IgA 腎症の比較的早期の段階であれば高率に寛解に導くことが可能であると報告[71]し，扁桃摘出の重要性を指摘している．

　そこで，〈扁桃摘出＋ステロイドパルス療法〉が，血清中 IgA 型，IgG 型および IgM 型抗 *Haemophilus parainfluenzae*（*H. parainfluenzae*）抗体価に及ぼす影響を明らかにするために，当時の仙台社会保険病院腎センターの堀田修先生と共同研究を行った．扁桃摘出単独の血清中 IgA 型，IgG 型および IgM 型抗 *H. parainfluenzae* 抗体価に及ぼす影響がすでに前章で明らかになっていることから，〈扁桃摘出＋ステロイドパルス療法〉の血清中 IgA 型，IgG 型および IgM 型抗 *H. parainfluenzae* 抗体価に及ぼす効果の相違を浮かび上がらせることができると考えた．

　扁桃摘出後に steroid semi-pulse 療法（methylprednisolone 0.5g/day×3 日×3 courses）を受けた IgA 腎症患者 35 名の治療前後に採取された凍結保存血清を用いて，IgA 型，IgA1 型，IgA2 型，IgG 型および IgM 型抗 *H. parainfluenzae* 抗体価を測定した．その結果は，以下のごとくであった．

　〈扁桃摘出＋steroid semi-pulse 療法〉は，①血清中 IgA 型抗 *H. parainfluenzae* 抗体価を有意に低下させた（**図 51**）．②血清中 IgA1 型抗 *H. parainfluenzae* 抗体価を有意に低下させた（**図 52**）．③血清中 IgA2 型抗 *H. parainfluen-*

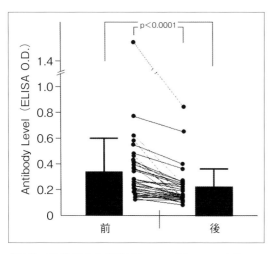

図51 血清中 IgA 型抗 *Haemophilus parainfluenzae* 抗体価に対する〈扁桃摘出＋ステロイドパルス療法〉の効果

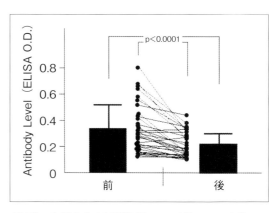

図52 血清中 IgA1 型抗 *Haemophilus parainfluenzae* 抗体価に対する〈扁桃摘出＋ステロイドパルス療法〉の効果

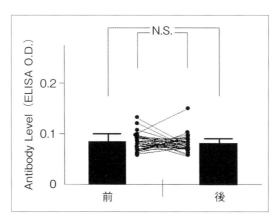

図53 血清中 IgA2 型抗 *Haemophilus parainfluenzae* 抗体価に対する〈扁桃摘出＋ステロイドパルス療法〉の効果

zae 抗体価を有意に低下させることはなかった（**図 53**）．④血清中 IgG 型抗 *H. parainfluenzae* 抗体価を有意に低下させた（**図 54**）．⑤血清中 IgM 型抗 *H. parainfluenzae* 抗体価を有意に低下させた（**図 55**）．

　これらの成績から，ステロイド（セミ）パルス療法は，非特異的な抗体産生の抑制により治療効果を発現するが，扁桃摘出は IgA 型および IgA1 型抗 *H. parainfluenzae* 抗体産生を特異的に抑制することにより，その治療効果を発現することが明らかとなった．また,〈扁桃摘出＋ステロイド（セミ）パルス療法〉は，IgA 型，IgA1 型，IgG 型および IgM 型抗 *H. parainfluenzae* 抗体産生を十分に抑制して治療効果を発現することが明らかとなった．

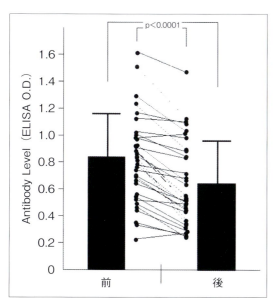

図54 血清中 IgG 型抗 *Haemophilus parainfluenzae* 抗体価に対する〈扁桃摘出＋ステロイドパルス療法〉の効果

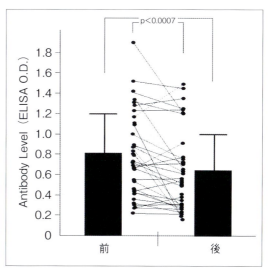

図55 血清中 IgM 型抗 *Haemophilus parainfluenzae* 抗体価に対する〈扁桃摘出＋ステロイドパルス療法〉の効果

38. IgA 腎症扁桃リンパ球の *Haemophilus parainfluenzae* 菌体外膜抗原に対する免疫応答

　著者らは，IgA 腎症患者の扁桃・咽頭をはじめとする上気道の粘膜組織から *Haemophilus parainfluenzae*（*H. parainfluenzae*）が高頻度に分離され，IgA 腎症患者の糸球体内および血清中に *H. parainfluenzae* 菌体外膜抗原と IgA 型抗 *H. parainfluenzae* 抗体が存在し，IgA 腎症の発症機序において，扁桃を含む上気道の粘膜組織における *H. parainfluenzae* 菌体外膜抗原に対する免疫応答が重要であることを明らかにしてきた．

　そこで，IgA 腎症患者の扁桃における *H. parainfluenzae* 菌体外膜抗原に対する免疫応答を明らかにするために，IgA 腎症患者および対照群（慢性扁桃炎患者で尿所見が正常かつ腎機能正常例）から扁桃摘出術により得られた扁桃リンパ球を，*H. parainfluenzae* 菌体外膜抗原で刺激する検討を行った．

38.1. IgA 腎症および対照群扁桃リンパ球に対する *Haemophilus parainfluenzae*（*H. parainfluenzae*）菌体外膜抗原刺激によるサイミジンの取り込み

扁桃から得られたリンパ球の培養系に，*H. parainfluenzae* 菌体外膜抗原を添加して 3 日間培養して，thymidine（サイミジン）の取り込みを検討した．

扁桃組織リンパ球を *H. parainfluenzae* 菌体外膜抗原にて刺激して，トリチウム標識サイミジンの取り込みによる DNA の増殖能を測定した結果，IgA 腎症における刺激指数［Stimulation Index（SI）：*H. parainfluenzae* 菌体外膜抗原による刺激後のリンパ球活性（cpm）／刺激前のリンパ球活性（cpm）］は，対照群における SI に比して有意に高値を示した **(図 56)**[72]．

これらの成績から，IgA 腎症患者扁桃リンパ球は，*H. parainfluenzae* 菌体外膜抗原に特異的に反応して DNA の増殖能が亢進していることが明らかになった．

38.2. IgA 腎症および対照群扁桃リンパ球に対する *Haemophilus parainfluenzae*（*H. parainfluenzae*）菌体外膜抗原刺激による IgA 型 *H. parainfluenzae* 抗体産生

扁桃から得られたリンパ球の培養系に，*H. parainfluenzae* 菌体外膜抗原を添

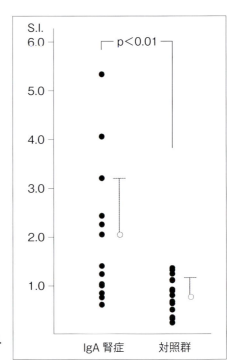

図 56　扁桃リンパ球に対する *Haemophilus parainfluenzae* 外膜抗原の刺激効果

加して 3 日間培養して，IgA 型抗 *H. parainfluenzae* 抗体産生を検討した．

扁桃組織リンパ球を *H. parainfluenzae* 菌体外膜抗原にて刺激して，IgA 型抗 *H. parainfluenzae* 抗体を測定した結果，IgA 腎症における刺激指数［Stimulation Index（SI）：*H. parainfluenzae* 菌体外膜抗原による刺激後の扁桃リンパ球上清中 IgA 型抗 *H. parainfluenzae* 菌抗体価（O.D.）/*H. parainfluenzae* 菌体外膜未刺激の扁桃リンパ球上清中 IgA 型抗 *H. parainfluenzae* 抗体価（O.D.）］は，対照群における SI に比して有意に高値を示した **（図 57）**[72]．

これらの成績から，IgA 腎症患者扁桃リンパ球は，*H. parainfluenzae* 菌体外膜抗原に特異的に反応して IgA 型抗 *H. parainfluenzae* 抗体産生が亢進していることが明らかになった．

38.3. IgA 腎症および対照群扁桃リンパ球に対する *Haemophilus parainfluenzae*（*H. parainfluenzae*）菌体外膜抗原刺激による IgA1 型および IgA2 型抗 *H. parainfluenzae* 抗体産生

扁桃から得られたリンパ球の培養系に，*H. parainfluenzae* 菌体外膜抗原を添加して 3 日間培養して，IgA1 型および IgA2 型抗 *H. parainfluenzae* 抗体産生を検討した．

扁桃組織リンパ球を *H. parainfluenzae* 菌体外膜抗原にて刺激して，IgA1 型抗 *H. parainfluenzae* 抗体を測定した結果，IgA 腎症における刺激指数［Stimulation Index（SI）：*H. parainfluenzae* 菌体外膜抗原による刺激後の扁桃リンパ球上清中 IgA1 型抗 *H. parainfluenzae* 菌抗体価（O.D.）/ *H. parainfluenzae* 菌体外膜未刺激の扁桃リンパ球上清中 IgA1 型抗 *H. parainfluenzae* 抗体価（O.D.）］は，対照群における SI に比して有意に高値を示した **（図 58）**[73]．一方，IgA2 型抗 *H.*

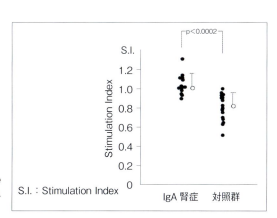

図 57 扁桃リンパ球の *Haemophilus parainfluenzae*（HP）菌体外膜抗原刺激による培養上清中 IgA 型抗 HP 抗体産生

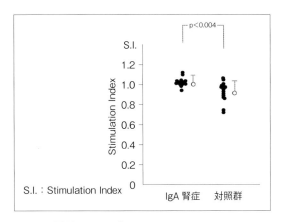

図58 扁桃リンパ球のHaemophilus parainfluenzae (HP) 菌体外膜抗原刺激による培養上清中 IgA1 型抗 HP 抗体産生

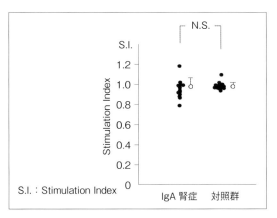

図59 扁桃リンパ球のHaemophilus parainfluenzae (HP) 菌体外膜抗原刺激による培養上清中 IgA2 型抗 HP 抗体産生

parainfluenzae 抗体産生については，両群の SI について有意差は認められなかった（図 59）．

これらの成績から，IgA 腎症患者扁桃リンパ球は，H. parainfluenzae 菌体外膜抗原に特異的に反応して IgA1 型抗 H. parainfluenzae 抗体産生が亢進していることが明らかになった．

38.4. IgA 腎症および対照群扁桃リンパ球に対する Haemophilus parainfluenzae (H. parainfluenzae) 菌体外膜抗原刺激による IgA 型, IgG 型および IgM 型抗 H. parainfluenzae 抗体産生

扁桃から得られたリンパ球の培養系に，H. parainfluenzae 菌体外膜抗原を添加して 3 日間培養して，IgA 型，IgG 型および IgM 型抗 H. parainfluenzae 抗体産生を検討した．

扁桃組織リンパ球を H. parainfluenzae 菌体外膜抗原にて刺激して，IgA 型抗 H. parainfluenzae 抗体を測定した結果，IgA 腎症における刺激指数［Stimulation Index (SI)：H. parainfluenzae 菌体外膜抗原による刺激後の扁桃リンパ球上清中 IgA 型抗 H. parainfluenzae 菌抗体価 (O.D.) / H. parainfluenzae 菌体外膜未刺激の扁桃リンパ球上清中 IgA 型抗 H. parainfluenzae 抗体価 (O.D.)］は，対照群における SI に比して有意に高値を示した[74]．一方，IgG 型および IgM 型抗 H. parainfluenzae 抗体産生については，両群の SI について有意差は認められなかった．

IgA 腎症においては培養上清中 IgA 型抗 H. parainfluenzae 抗体価と IgG 型抗 H. parainfluenzae 抗体価との間，培養上清中 IgG 型抗 H. parainfluenzae 抗体価と IgM 型抗 H. parainfluenzae 抗体価との間，および培養上清中 IgM 型抗 H. parainfluenzae 抗体価と IgA 型抗 H. parainfluenzae 抗体価との間に有意な正の相関関係を認めた[74]．

　他の糸球体疾患においては培養上清中 IgA 型抗 H. parainfluenzae 抗体価と IgG 型抗 H. parainfluenzae 抗体価との間に有意な正の相関関係を認めた．一方，培養上清中 IgG 型抗 H. parainfluenzae 抗体価と IgM 型抗 H. parainfluenzae 抗体価との間，および培養上清中 IgM 型抗 H. parainfluenzae 抗体価と IgA 型抗 H. parainfluenzae 抗体価との間には有意な関係を認めなかった[74]．

　これらの成績から，IgA 腎症患者の扁桃リンパ球は，H. parainfluenzae 菌体外膜抗原に対する IgM から IgA への isotype のクラススィッチが関与する多クローン性の IgA 型（IgA1 型）抗体産生亢進を示し，IgA 腎症の発症機序において重要な役割を果たしていることが示唆された．

38.5. IgA 腎症および対照群扁桃リンパ球に対する Haemophilus parainfluenzae (H. parainfluenzae) 菌体外膜抗原刺激による interleukin (IL)-10 産生

　扁桃から得られたリンパ球の培養系に，H. parainfluenzae 菌体外膜抗原を添加後 7 日間培養して，培養上清中 IL-10 産生を検討した．

　扁桃組織リンパ球を H. parainfluenzae 菌体外膜抗原にて刺激して IL-10 を測定した結果，IgA 腎症患者の扁桃リンパ球は刺激により IL-10 産生は，非刺激下の IL-10 産生量に比べて有意に高値に認められた（図 60）[75]．

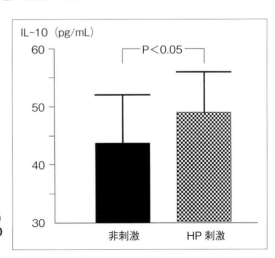

図 60　Haemophilus parainfluenzae 菌体外膜抗原（HP）刺激による IgA 腎症患者扁桃リンパ球の IL-10 産生

同様に，対照群患者の扁桃リンパ球は，*H. parainfluenzae* 菌体外膜抗原の刺激により IL-10 の産生は非刺激下の IL-10 産生量に比べて有意に高値を示した．

これらの成績から，*H. parainfluenzae* 菌体外膜抗原の刺激にて扁桃リンパ球は，IgA 腎症患者特異的ではなく，IL-10 の産生を有意に亢進することが明らかになった．また，IgA が産生がされうる環境に，*H. parainfluenzae* 菌体外膜抗原刺激によりなりえることが示唆された．

38.6. IgA 腎症および対照群扁桃リンパ球に対する *Haemophilus parainfluenzae*（*H. parainfluenzae*）菌体外膜抗原刺激による interleukin（IL）-4 および IL-6 産生

扁桃から得られたリンパ球の培養系に，*H. parainfluenzae* 菌体外膜抗原を添加後 7 日間培養して，培養上清中 IL-4 および IL-6 産生を検討した．

扁桃組織リンパ球を *H. parainfluenzae* 菌体外膜抗原にて刺激して IL-4 を測定した結果，IgA 腎症患者および対照群の扁桃リンパ球は，刺激による IL-4 産生亢進を示さなかった[75]．

同様に，扁桃組織リンパ球を *H. parainfluenzae* 菌体外膜抗原にて刺激して IL-6 を測定した結果，IgA 腎症患者および対照群の扁桃リンパ球は，刺激による IL-6 産生亢進を示さなかった[75]．

38.7. IgA 腎症および対照群扁桃リンパ球に対する *Haemophilus parainfluenzae*（*H. parainfluenzae*）菌体外膜抗原刺激による transforming growth factor（TGF）-β 産生

扁桃から得られたリンパ球の培養系に，*H. parainfluenzae* 菌体外膜抗原を添加後 7 日間培養して，培養上清中 TGF-β 産生を検討した．

扁桃組織リンパ球を *H. parainfluenzae* 菌体外膜抗原にて刺激して TGF-β を測定した結果，IgA 腎症患者の扁桃リンパ球は刺激により TGF-β 産生は，非刺激下の TGF-β 産生量に比べて有意に高値に認められた（図 61）[75]．

同様に，対照群患者の扁桃リンパ球は，*H. parainfluenzae* 菌体外膜抗原の刺激により TGF-β の産生は非刺激下の TGF-β 産生量に比べて有意に高値を示した．

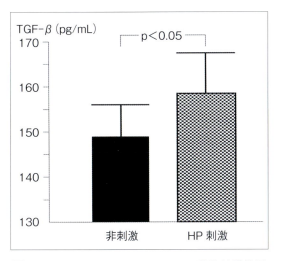

図61 *Haemophilus parainfluenzae* 菌体外膜抗原（HP）刺激によるIgA腎症患者扁桃リンパ球のTGF-β産生

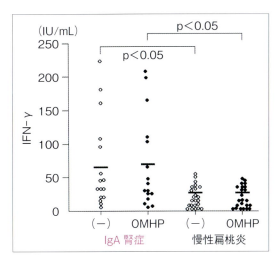

図62 *Haemophilus parainfluenzae* 菌体外膜抗原（OMHP）刺激による扁桃リンパ球のIFN-γ産生に及ぼす影響

　これらの成績から，*H. parainfluenzae* 菌体外膜抗原の刺激にて扁桃リンパ球は，IgA腎症患者特異的ではなく，TGF-βの産生を有意に亢進することが明らかになった．また，IgAが産生がされうる環境に，*H. parainfluenzae* 菌体外膜抗原刺激によりなりえることが示唆された．

38.8. IgA腎症および対照群扁桃リンパ球に対する *Haemophilus parainfluenzae* (*H. parainfluenzae*) 菌体外膜抗原刺激によるinterferon (IFN)-γ産生

　扁桃から得られたリンパ球の培養系に，*H. parainfluenzae* 菌体外膜抗原を添加後7日間培養して，培養上清中IFN-γ産生を検討した．

　扁桃組織リンパ球を *H. parainfluenzae* 菌体外膜抗原にて刺激してIFN-γを測定した結果，IgA腎症患者の扁桃リンパ球は刺激がない状態においても，対照群に比べて，IFN-γ産生が有意に亢進していることが認められた（**図62**）[76]．

　IgA腎症患者のリンパ球は，*H. parainfluenzae* 菌体外膜抗原刺激により，対照群に比べて，IFN-γ産生が有意に亢進していることが認められた．しかし，IgA腎症患者においてIFN-γ産生量は，*H. parainfluenzae* 菌体外膜抗原刺激の有無による有意差は認められなかった．

　さらに，無刺激時および *H. parainfluenzae* 菌体外膜抗原刺激時におけるIFN-γ産生量とIgA産生量との間の相関について検討したところ，IgA腎症患者扁桃リンパ球による無刺激時におけるIFN-γ産生量とIgA産生量との間に，

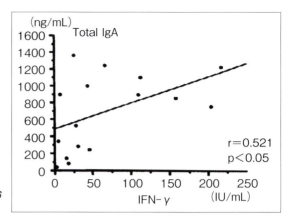

図63 IgA腎症患者扁桃リンパ球による無刺激時におけるIFN-γおよびIgA産生の関係

有意な正の相関関係が認められた（**図63**）[76]．同様に，対照群患者扁桃リンパ球による無刺激時におけるIFN-γ産生量とIgA産生量との間にも，有意な正の相関関係が認められた．

また，両群において，H. parainfluenzae 菌体外膜抗原刺激時によるIFN-γ産生量とIgA産生量との間に，有意な正の相関関係が認められた．一方，両群において，H. parainfluenzae 菌体外膜抗原刺激時あるいは無刺激時によるIFN-γ産生量とIgA型抗 H. parainfluenzae 抗体産生量との間に，有意な相関関係は認められなかった．今後，IgA1型およびIgA2型抗 H. parainfluenzae 抗体の測定を含めた詳細な検討が望まれる．

これらの成績から，IgA腎症患者扁桃リンパ球が H. parainfluenzae 菌体外膜抗原刺激のない状態においても，対照群に比べて，IFN-γ産生の有意な亢進を示し，さらに，IFN-γ産生量とIgA産生量との間に有意な正の相関関係が存在することは，IgA腎症患者における血清IgA値の高値および扁桃摘出後の血清IgA値の低下を説明するものと考えられる．

38.9. 扁桃リンパ球の Haemophilus parainfluenzae (H. parainfluenzae)菌体外膜抗原に対するIgA産生における合成短鎖DNAの作用

IgA腎症は，扁桃炎および咽頭炎に代表される上気道感染を契機に，（肉眼的）血尿・蛋白尿などの症状の増悪を呈することが多く，H. parainfluenzae が扁桃・咽頭から高率に検出され，IgA腎症患者の扁桃リンパ球による H. parainfluenzae 菌体外膜抗原に対する特異的IgA産生が亢進し，さらに，H. parainfluenzae 菌体外膜抗原によるIgA産生関連サイトカインの誘導が生じている，と前

章までに示されてきた．

　一方最近になり，ある種の塩基配列をもつ合成DNAが免疫グロブリンのクラススイッチやその産生に影響を及ぼすことが報告された[77,78]．

　IgA腎症と上気道感染との関連は前述したが，扁桃炎や咽頭炎がいつも *H. parainfluenzae* 感染により惹起されたり，他の細菌感染に便乗しての混合感染によるものと考えるのは妥当ではない．

　そこで著者らは，ある種の塩基配列をもつDNAが *H. parainfluenzae* に対する特異的IgA産生を増強するのではないかとの仮説を考えた．つまり，ある塩基配列をもつDNAさえもてば，いかなる細菌やDNAウイルスの感染においても *H. parainfluenzae* 菌体外膜抗原に特異的IgA産生が増強され，IgA腎症の増悪が生じる可能性が存在するのである．

　仮説を検討するためには，どのようなDNA配列を選択するかが重要であるが，IgEの産生抑制を示した結核菌由来DNA（MY-1）を基盤とした30塩基を置換した23種の合成短鎖DNAを選択した[79]．慢性扁桃炎患者を対象に，扁桃から得られたリンパ球の培養系に，*H. parainfluenzae* 菌体外膜抗原とそれぞれの合成短鎖DNAを添加後7日間培養して，培養上清中非特異的IgAとIgA型抗 *H. parainfluenzae* 抗体を測定した．なお，検討患者の全員の扁桃から，*H. parainfluenzae* が検出されている．

　検討した結果，非特異的IgA産生については，23種類のいずれの合成短鎖DNAを添加しても，*H. parainfluenzae* 菌体外膜抗原単独刺激に比べて有意な増加・減少は認められなかった．一方，*H. parainfluenzae* 菌体外膜抗原特異的IgA（IgA型抗 *H. parainfluenzae* 抗体）については，活性中心が，CGCGCG，ACCGGT，CGAGCG，CGAACGの4種の合成短鎖DNA添加において，IgA型抗

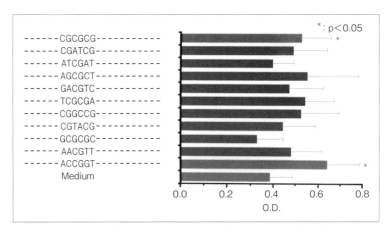

図64　合成短鎖DNAによる特異的IgA産生の影響（1）

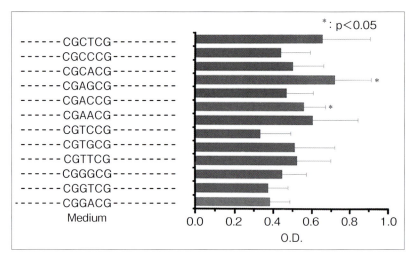

図65 合成短鎖 DNA による特異的 IgA 産生の影響（2）

H. parainfluenzae 抗体の有意な産生亢進が認められた（図64，65）[80]．

これらの成績から，合成短鎖 DNA は，*H. parainfluenzae* が存在する扁桃のリンパ球に対して IgA 型抗 *H. parainfluenzae* 抗体の産生を増強する可能性が大きいことが証明された．

これにより，*H. parainfluenzae* に対するメモリー細胞あるいは B 細胞が直接的に特定の塩基配列をもつ細菌やウイルス DNA の刺激により，IgA 型抗 *H. parainfluenzae* 抗体の産生亢進を生じて，臨床的に腎症状の悪化につながる可能性が考えられる．すなわち，IgA 腎症患者の上気道感染による腎症状の出現において，*H. parainfluenzae* に対するメモリー細胞あるいは B 細胞が存在することから，必ずしも扁桃から *H. parainfluenzae* が検出される必要性はないことになる．

38.10. IgA 腎症扁桃リンパ球における *Haemophilus parainfluenzae*（*H. parainfluenzae*）菌体外膜抗原に対する免疫グロブリン産生におけるクラススイッチの研究（含この章の総括）

ヒト B 細胞は，抗原結合部位を担っている可変部をコードする領域の遺伝子の組み換えの後，細胞表面に IgM と IgD の 2 つの免疫グロブリンが発現した細胞に分化する．そこに，サイトカインなどのスイッチ因子の刺激が加わると，同一抗原に対する IgM クラスから IgG クラス，IgA クラス，IgE クラスの免疫グロブリンの産生細胞に分化して，それぞれの免疫グロブリンを産生する

ようになるが，この産生の変換がクラススイッチと呼ばれている．その中で，特に IgA は上気道と消化管を中心とする粘膜免疫において重要であり，IgA 産生におけるスイッチ因子についての研究から，transforming growth factor（TGF-β），interleukin（IL）-6 および IL-10 などが IgA 産生を増強することが判明している．

　著者らは，IgA 腎症患者の扁桃リンパ球においては，*H. parainfluenzae* 菌体外膜抗原に対して，IgA1 型抗 *H. parainfluenzae* 抗体産生が亢進し，それが *H. parainfluenzae* 菌体外膜抗原刺激による IL-10 および TGF-β の産生亢進と密接に関連することを明らかにしてきた（前述）．IgA 腎症では，IgA 産生にクラススイッチが関与するとの報告に対して，これらの成績は，*H. parainfluenzae* 菌体外膜抗原がクラススイッチによる IgA 型抗 *H. parainfluenzae* 抗体産生に関与することを示しており，IgA 腎症の発症機序に *H. parainfluenzae* 菌体外膜抗原が重要な役割を果たしていることを明らかにすることになった．

　また，著者らの研究成果として，IgA 腎症患者において，血清中 IgA 型と IgG 型抗 *H. parainfluenzae* 抗体価，IgA 型および IgM 型抗 *H. parainfluenzae* 抗体価，および IgG 型と IgM 型抗 *H. parainfluenzae* 抗体価との間に，それぞれ有意な正の相関関係が存在することを報告し，*H. parainfluenzae* 菌体外膜抗原に対する isotype の抗体産生において，クラススイッチにより polyclonal activation を介して IgA 型，IgG 型および IgM 型抗 *H. parainfluenzae* 抗体の産生が行われる可能性を示した．

　さらに，著者らは扁桃リンパ球に対する *H. parainfluenzae* 菌体外膜抗原の刺激により産生された IgA 型，IgG 型および IgM 型抗 *H. parainfluenzae* 抗体価について検討した結果，IgA 腎症患者において，IgA 型抗体価と IgG 型抗体価，IgA 型抗体価と IgM 型抗体価，そして IgG 型抗体価と IgM 型抗体価との間に有意な正の相関関係が存在することを明らかにした．これらの成績から，IgA 腎症患者の扁桃リンパ球は，*H. parainfluenzae* 菌体外膜抗原に対する IgM から IgA への isotype のクラススイッチが関与する polyclonal な IgA 型（IgA1 型）抗体産生の亢進を示し，IgA 腎症の発症機序において重要な役割を果たしていることが明らかになった．

　近年の免疫グロブリンの産生に関する研究の進歩によって，IgM，IgD，IgG1，IgG2，IgG3，IgG4，IgA1，IgA2 および IgE の定常領域をコードする遺伝子断片はそれぞれ，Cμ，Cδ，Cγ1，Cγ2，Cγ3，Cγ4，Cα1，Cα2 および Cε と呼ばれ，Cμ，Cδ，Cγ3，Cγ1，Cα1，Cγ2，Cγ4，Cε および Cα2 の順番で並んでいることが明らかになっている．B 細胞は抗原に対する免疫反応のごく初期には IgM 型抗体を産生し，次いで，B 細胞はその抗原性を維持しながら，

抗原の種類や感染の部位に応じて抗原や病原性の排除に最適な定常領域をもつ抗体を産生するが，これはクラススイッチ（あるいは isotype switch）と呼ばれ，定常領域遺伝子の組み換えによって行われ，各 C 断片領域の前の switch region という繰り返し配列からなる領域間でスイッチ組み換えが起こることが明らかになっている．

そこで，IgA 腎症患者扁桃リンパ球の H. parainfluenzae 菌体外膜抗原に対する IgM から IgA への isotype のクラススイッチを抗体産生の観点から詳細に検討するために，IgA 腎症患者 11 例および対照群（慢性扁桃炎患者で尿所見が正常かつ腎機能正常で扁桃培養で H. parainfluenzae が検出されている症例）22 例の扁桃リンパ球を H. parainfluenzae 菌体外膜抗原で刺激し，培養上清中 IgA1 型，IgA2 型，IgG1 型，IgG2 型，IgG3 型，IgG4 型および IgM 型抗 H. parainfluenzae 抗体および IL-4，IL-6 および IL-10 の産生量を測定し，抗体産生およびサイトカイン産生の観点からクラススイッチに関する検討を行った．

両群の扁桃リンパ球に H. parainfluenzae 菌体外膜抗原を添加して，10 日間の培養後，培養上清中の免疫グロブリンおよびサイトカインの産生量を測定した．

（平成 12～13 年：福井医科大学附属病院検査部杉本英弘氏と共同研究）

図 66 に検討結果を示す（図表の矢印は有意な正の相関関係を示す）．

H. parainfluenzae 菌体外膜抗原の刺激のない状況（無刺激）において，IgA 腎症群においては，IgA1 型抗 H. parainfluenzae 抗体価と IgA2 型抗 H. parainfluenzae 抗体価，IgG2 型抗体価と IgG4 型抗体価，および IgG4 型抗体価と IgA2 型抗体価との間に有意な正の相関関係が認められた．対照群においては，IgA1 型抗体価と IgA2 型抗体価との間に有意な正の相関関係が認められた．

H. parainfluenzae 菌体外膜抗原の刺激において，IgA 腎症群においては IgM

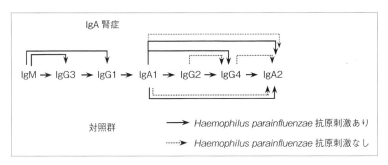

図 66 *Haemophilus parainfluenzae* 菌体外膜抗原刺激による扁桃リンパ球産生抗体における相関関係

型抗 H. parainfluenzae 抗体価と IgG3 型抗体価，IgM 型抗体価と IgG1 型抗体価，IgA1 型抗体価と IgG4 型抗体価，および IgA1 型抗体価と IgA2 型抗体価との間に有意な正の相関関係が認められた．対照群においては，IgA1 型抗体価と IgA2 型抗体価との間に有意な正の相関関係が認められた．

　これらの成績から，IgA 腎症の扁桃リンパ球は H. parainfluenzae 菌体外膜抗原の刺激により，IgM から IgA への isotype のクラススイッチを介して，H. parainfluenzae 菌体外膜抗原に対する抗体産生の亢進が惹起される可能性が明らかになった．

　H. parainfluenzae 菌体外膜抗原刺激下において，扁桃リンパ球により産生された各種抗 H. parainfluenzae 抗体とサイトカインとの間の関係を**図 67** に示す（図表の矢印は有意な正の相関関係を示す）．

　H. parainfluenzae 菌体外膜抗原の刺激のない状況（無刺激）において，IgA 腎症群においては，IgM 型抗 H. parainfluenzae 抗体価と IL-10 との間に有意な正の相関関係が認められた．

　対照群においては，IgA1 型抗体価と IL-4，IgG4 型抗体価と IL-4，および IgA2 型抗体価と IL-4 との間に有意な正の相関関係が認められた．

　H. parainfluenzae 菌体外膜抗原の刺激において，対照群では IgM 型抗 H. parainfluenzae 抗体価と IL-10，IgG1 型抗体価と IL-6，IgA1 型抗体価と IL-4，および IgA2 型抗体価と IL-4 との間に有意な正の相関関係が認められた．

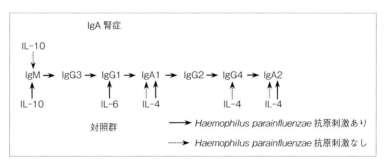

図 67　*Haemophilus parainfluenzae* 菌体外膜抗原刺激下の扁桃リンパ球により産生された抗体およびサイトカインの相関関係

39. IgA 腎症患者尿からの *Haemophilus parainfluenzae* の DNA の検出

IgA 腎症の診断法として，尿中からの *Haemophilus parainfluenzae*（*H. para-*

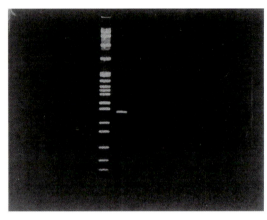

図 68 IgA 腎症の診断法としての尿中からの *Haemophilus parainfluenzae*（*H. parainfluenzae*）の DNA の検出
（報告されている *H. parainfluenzae* の遺伝子の配列から polymerase chain reaction 法のためのプライマー作製）

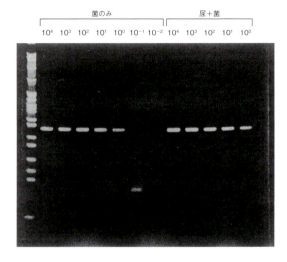

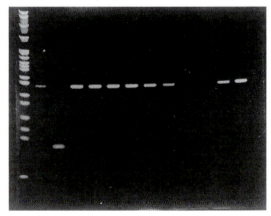

図 69 IgA 腎症の診断法としての尿中からの *Haemophilus parainfluenzae*（*H. parainfluenzae*）の DNA の検出
（培養した *H. parainfluenzae* 菌体から抽出した DNA および健常人の尿に菌体を添加したものから抽出した DNA を用いた polymerase chain reaction 法の検出感度の確認）

influenzae）の DNA の検出に関する検討を行った．
（平成 12～14 年：エーザイ（株）診断薬部研究室小原隆氏と共同研究）

　報告されている *H. parainfluenzae* の遺伝子の配列から polymerase chain reaction（PCR）法のためのプライマーを作製し**（図 68）**，次に，培養した *H. parainfluenzae* 菌体から抽出した DNA および健常人の尿に菌体を添加したものから抽出した DNA を用いて，PCR 法の検出感度の確認を行い**（図 69）**，尿中の *H. parainfluenzae* の DNA の検出ができるシステムを確立した．

　その結果，*H. parainfluenzae* 菌体の DNA は，尿中から検出できることが明らかになった．その検出率は，健常人と比べて，糸球体疾患患者で高い傾向が認められた．しかし，IgA 腎症患者と他の糸球体疾患患者との間に，有意な検出率の差は認められなかった．

　これらの成績から，*H. parainfluenzae* は常在菌であることから，PCR 法のような超高感度であり定性的な尿中検出法は，IgA 腎症患者と他の糸球体疾患患者を区別するには適当でないことがわかった．一方，尿中に *H. parainfluenzae* 菌体の DNA が存在することが証明できたことは，尿路系に *H. parainfluenzae* が常在している可能性は否定できないものの，扁桃および咽頭を代表とする上気道粘膜組織から生体内に侵入した *H. parainfluenzae* の菌体外膜抗原が，循環血中に流入して，*H. parainfluenzae* 菌体外膜抗原-抗 *H. parainfluenzae* 抗体を形成して免疫複合体となり循環して，腎糸球体から排泄（排除）される経路の存在を裏付けて，IgA 腎症の発症機序に *H. parainfluenzae* 菌体外膜抗原が関与するとの仮説を支持するものと考えられる．

40. IgA 腎症患者尿からの IgA 型免疫複合体（抗原：*Haemophilus parainfluenzae*）の検出

　Haemophilus parainfluenzae（*H. parainfluenzae*）の菌体外膜抗原の測定系を確立するために，菌体外膜分画に対するモノクローナル抗体を作製した．次に，得られたモノクローナル抗体を利用して *H. parainfluenzae* 菌体外膜抗原を抗原とする IgA 型免疫複合体の測定系を確立した．

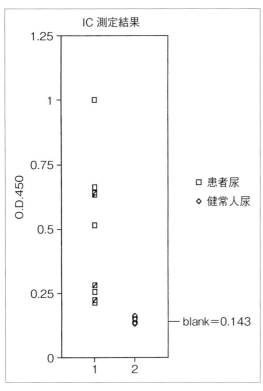

図70 腎疾患患者および健常人の尿中 IgA 型免疫複合体（IC）の測定

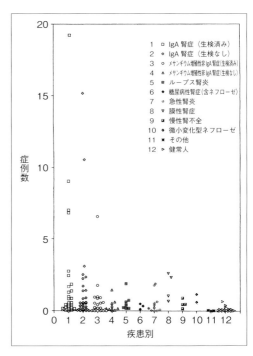

図71 各種糸球体疾患患者の尿中 IgA 型免疫複合体（抗原：*H. parainfluenzae* 菌体外膜抗原）の測定

（平成12～14年：エーザイ（株）診断薬部研究室小原隆氏と共同研究）

　予備試験の結果，血清中 IgA 型免疫複合体の測定には適さないが，尿中 IgA 型免疫複合体の測定には十分対応できることが明らかになった**（図70）**．尿検体では，健常人の全例がブランク値とほぼ同じ値であったが，腎疾患患者では全例高値を示した．腎疾患患者のうち，斜線なしの症例は IgA 腎症患者であり，斜線ありは他の糸球体疾患患者である．

　各種糸球体疾患患者の尿中 IgA 型免疫複合体（抗原：*H. parainfluenzae* 菌体外膜抗原）を測定した結果，IgA 腎症において明らかに高値であることが判明した**（図71）**．また，70％近くがオーバーラップすることから，臨床応用にはまだ改善の余地があることがわかった．

　IgA 腎症患者において，*H. parainfluenzae* 菌体外膜抗原を抗原とする IgA 型免疫複合体が，他の糸球体疾患患者および健常人に比べて，より大量に尿中に存在・排泄されることが明らかにされたことから，*H. parainfluenzae* 菌体外膜抗原を抗原とする IgA 型免疫複合体が糸球体沈着している可能性が示唆された．

41. 尿中 IgA 型免疫複合体（抗原：*Haemophilus parainfluenzae*）に及ぼす扁桃摘出の影響

Haemophilus parainfluenzae（*H. parainfluenzae*）菌体外膜抗原を抗原とする IgA 型免疫複合体の尿中濃度を測定することにより，扁桃摘出に伴う *H. parainfluenzae* 菌体外膜抗原に対する（局所）免疫反応を明らかにすることを試みた．

（平成12～14年：エーザイ（株）診断薬部研究室小原隆氏と共同研究）

IgA 腎症患者を含む 37 例の扁桃摘出術を受けた患者において，術前および術後に経時的に尿を採取して，尿中 IgA 型免疫複合体の変動を測定した．

その結果，扁桃摘出による尿中 IgA 型免疫複合体の変動パターンがいくつかの種類に大別できた．①尿中 IgA 型免疫複合体量が扁桃摘出後，一過性に低下するが，1 週間後には元の値の数 10 倍の高値をとるパターン**（図 72）**，②尿中 IgA 型免疫複合体量が扁桃摘出後，一過性に低下するが，1 ヵ月後には元の値より数倍の高値をとるパターン**（図 73）**，③尿中 IgA 型免疫複合体量が扁桃摘出後，1 週間後まで低下するが，1 ヵ月後には元の値と同程度に戻るパター

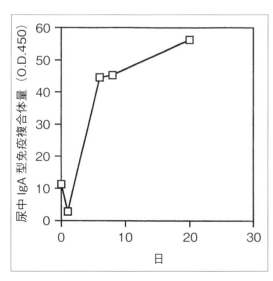

図72 扁桃摘出に伴う *Haemophilus parainfluenzae* 菌体外膜抗原を抗原とする尿中 IgA 型免疫複合体の変動（パターン①）

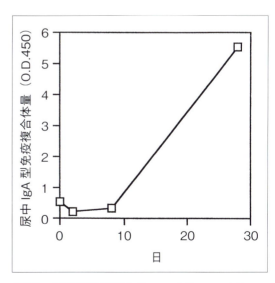

図73 扁桃摘出に伴う *Haemophilus parainfluenzae* 菌体外膜抗原を抗原とする尿中 IgA 型免疫複合体の変動（パターン②）

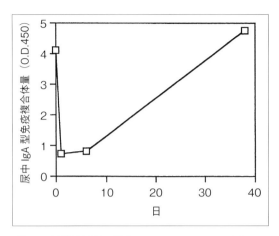

図74 扁桃摘出に伴う *Haemophilus parainfluenzae* 菌体外膜抗原を抗原とする尿中IgA型免疫複合体の変動（パターン③）

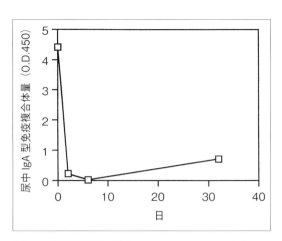

図75 扁桃摘出に伴う *Haemophilus parainfluenzae* 菌体外膜抗原を抗原とする尿中IgA型免疫複合体の変動（パターン④）

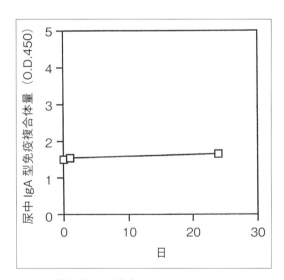

図76 扁桃摘出に伴う *Haemophilus parainfluenzae* 菌体外膜抗原を抗原とする尿中IgA型免疫複合体の変動（パターン⑤）

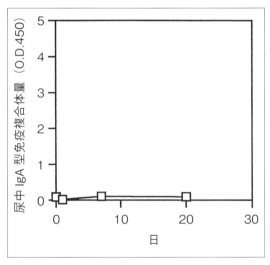

図77 扁桃摘出に伴う *Haemophilus parainfluenzae* 菌体外膜抗原を抗原とする尿中IgA型免疫複合体の変動（パターン⑥）

ン（図74），④尿中IgA型免疫複合体量が扁桃摘出後，低下して1ヵ月後も低値のパターン（図75）が認められたが，IgA腎症患者は①～④のいずれかのパターンを呈した．

他の糸球体疾患患者と尿所見・腎機能正常の慢性扁桃炎患者の多くは，次の⑤尿中IgA型免疫複合体量が扁桃摘出前後において，大きな変動がないパターン（図76），あるいは，⑥尿中IgA型免疫複合体量が扁桃摘出前から陰性領域にあり，扁桃摘出後も変動がないパターン（図77）を示した．

これらの成績は，IgA腎症の扁桃摘出術単独，ステロイド治療単独，あるいは扁桃摘出＋ステロイドパルス療法のいずれを治療法として選択するか，を考えるうえで非常に重要なヒントを提示している．

　すなわち，IgA腎症においては，①，②および③のパターンは扁桃摘出＋ステロイドパルス療法が有効であり，④のパターンをとるIgA腎症患者に対しては扁桃摘出術単独療法で十分であることを示している．

　現在までに，IgA腎症の治療法において，扁桃摘出単独療法の効果に一定の結論が出ないまま，最近になり扁桃摘出＋ステロイドパルス療法の効果を認める報告が優勢になってきているが，*H. parainfluenzae*菌体外膜抗原を抗原とする尿中IgA型免疫複合体の変動に関するこの研究成果からすると容易に理解できる．今後，症例によって扁桃摘出単独で十分な効果が得られるか，さらに，ステロイドパルス療法を併用するかの判断基準にとり，*H. parainfluenzae*菌体外膜抗原を抗原とする尿中IgA型免疫複合体の変動は重要な意味をもつと考えられる．

42. IgA腎症とHenoch-Schönlein紫斑病，扁桃摘出とステロイドパルス療法にとり貴重な症例

　IgA腎症とHenoch-Schönlein紫斑病の共通抗原として*Haemophilus parainfluenzae*（*H. parainfluenzae*）菌体外膜抗原が示唆され，扁桃摘出にステロイドパルス療法の併用の意義について考えさせられた症例を経験した．

　いろいろな医学的意味で，印象に残る大切な症例であり，平成27年4月現在も主治医として治療を行っている．また，2児を出産しているが，蛋白尿・血尿は消失し，腎機能も正常の状態である．

　症例は，女性のT.Rさん．高校2年時の健康診断にて，初めて血尿を指摘された．翌年4月，無症候性肉眼的血尿が認められてA病院入院．安静と食事療法にて，肉眼的血尿は消失し，尿蛋白量も300 mg/dayから30 mg/dayに改善して退院した．その後，高校3年で進路が決定したため，B病院に腎生検を目的に入院した．腎生検にて，IgA腎症と診断された．腎生検所見では，糸

球体15個のうち，数個にメサンギウム増殖性変化が認められたが，他は微小変化の糸球体であり，間質，尿細管および血管系には著変が認められなかった．その後2年間は無治療で経過観察されたが，IgA腎症に対する扁桃摘出術を希望して福井医科大学附属病院耳鼻咽喉科に入院した．扁桃摘出後，肉眼的血尿など尿所見の悪化が出現し，また，咽頭培養にて *H. parainfluenzae* が検出されていたこともあり，腎臓内科の著者の外来に紹介された．肉眼的血尿，高度の蛋白尿と腎機能低下が認められたために，入院の継続と内科への転科を勧めたが，退院の希望が強く，当初の予定どおりに翌日退院した．その次の日，関連病院の腎臓外来で診療中に，両下肢の紫斑，関節痛および腹痛を訴えてT. Rさんが受診してきた．同日，皮膚科で皮膚病変を診てもらったところ，紫斑病と診断された．翌日，腹部症状に対して消化管の精査を依頼したところ，下行結腸から直腸にかけて全体に浮腫状となり，アフタ様のびらんが多数認められた(図78)．腎機能では内因性クレアチニン・クリアランス値が50 mL/min前後に低下し，血尿の程度は増強し，ネフローゼ症候群に近い高度の蛋白尿を呈したことから，半月体形成を伴う激しい糸球体病変が加わった可能性が高いと考えて，再度の腎生検を勧めたが同意を得られなかった．紫斑，関節痛，腹痛およびIgA腎症同様の糸球体病変（B病院での腎生検）から，Henoch-Schönlein紫斑病と診断して，急速な腎機能低下に対して，ステロイドパルス療法と抗血小板療法を併用することとして，患者に治療の同意を求めたところ本人と両親から同意が取れたので，関連病院の内科の医師に主治医となっても

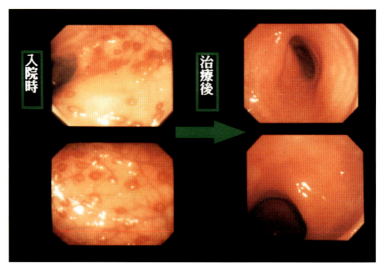

図78　Henoch-Schönlein紫斑病患者の下行結腸から直腸にかけての所見
（入院時）全体に浮腫状でアフタ様びらんが多数認められた．
（ステロイドパルス療法後）浮腫，アフタ様びらんの消失．

らい，指導医として治療を開始した．治療開始後，症状は改善し，心配した腎機能障害も急速に回復していった．約2ヵ月後に施行した大腸ファイバーによる精査にて，下行結腸から直腸に至る病変が治癒していることも確認できた**(図 78)**．

　この経過の間，1週間毎に血清と尿を採取して，抗 *H. parainfluenzae* 抗体価の変動を調べたところ，症状の増悪期には血清中および尿中 IgA 型および IgA1 型抗 *H. parainfluenzae* 抗体価の高値を認めたが，IgA2 型抗 *H. parainfluenzae* 抗体価の変化は認められなかった．また，症状の改善につれて，血清中および尿中 IgA 型および IgA1 型抗 *H. parainfluenzae* 抗体価の低下を認めた．さらに，尿中 IgA 型免疫複合体量が扁桃摘出後，一過性に低下するが，1週間後には元の値の数 10 倍の高値をとるパターン（図 72）を T.R さんは示した．実際，図 72 は，彼女の成績である．

　T.R さんの臨床経過から，IgA 腎症と Henoch-Schönlein 紫斑病の原因抗原が *H. parainfluenzae* 菌体外膜抗原である可能性が示唆され，扁桃摘出術により傷害された扁桃粘膜組織やリンパ・血管系から *H. parainfluenzae* 菌体外膜抗原の大量の生体内流入により，抗原過剰状態の免疫応答により激しい糸球体病変を惹起する可能性が示唆された．前章 41 で述べているが（①②③のパターン），この症例を通してステロイドパルス療法は，扁桃摘出術による *H. parainfluenzae* 菌体外膜抗原の生体内への大量流入に対する過剰な生体の免疫反応による IgA 型（IgA1 型）免疫複合体産生を抑制することにより，術後の糸球体に対する攻撃因子を取り除き，扁桃摘出術の効果を増強するものと，その治療効果のメカニズムを考えるようになった．今後，IgA 腎症患者において，扁桃摘出単独療法で有効な症例と〈扁桃摘出＋ステロイドパルス療法〉が必要な症例との鑑別に対する検討が必要であり，その際，尿中 IgA 型免疫複合体（抗原：*H. parainfluenzae* 菌体外膜抗原）の測定は重要な役割を果たすものと考えられる．

43. IgA 腎症および他の糸球体疾患における尿中 IgA 型，IgG 型および IgM 型抗 *Haemophilus parainfluenzae* 抗体価

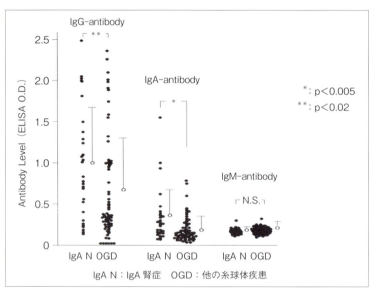

図79　尿中 IgG 型，IgA 型および IgM 型抗 *Haemophilus parainfluenzae* 抗体価

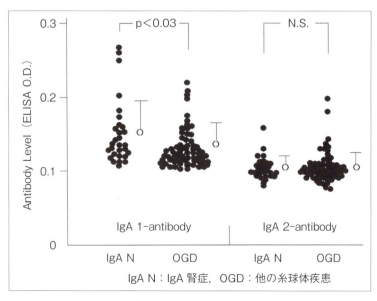

図80　尿中 IgA1 型および IgA2 型抗 *Haemophilus parainfluenzae* 抗体価

尿中に Haemophilus parainfluenzae（H. parainfluenzae）の菌体の DNA が存在することが証明されたことから，尿中に H. parainfluenzae 菌体外膜抗原-抗 H. parainfluenzae 抗体からなる免疫複合体の存在が考えられ，さらに尿中の H. parainfluenzae 菌体外膜抗原を抗原とする IgA 型免疫複合体の扁桃摘出前後の測定値が臨床的意味を有することが明らかになってきたこともあり，尿中 IgA 型，IgG 型および IgM 型抗 H. parainfluenzae 抗体の意義を明らかにするために検討を行った．

（平成 12～13 年：福井医科大学病院検査部杉本英弘氏と共同研究）

IgA 腎症患者 29 例および対照群として他の糸球体疾患患者 67 例の尿中 IgA 型，IgG 型および IgM 型抗 H. parainfluenzae 抗体価を測定した．

その結果，尿中 IgG 型および尿中 IgA 型抗 H. parainfluenzae 抗体価は，IgA 腎症群において，対照群に比べて有意に高値に認められた（**図 79**）．さらに，IgA のサブクラスの検討では，IgA 腎症群において尿中 IgA1 型抗 H. parainfluenzae 抗体価は対照群に比べて有意に高値に認められた（**図 80**）．

尿中抗 H. parainfluenzae 抗体価における IgA 腎症群と対照群との間の有意差を考えるうえで，これらの抗体が循環血流中から糸球体を通過して尿中に存在したのか，あるいは，尿路系の粘膜から H. parainfluenzae 菌体外膜抗原に対する抗体が産生・分泌されて尿中に存在したのか，との点が問題になる．その鑑別のために，尿中・血中の抗 H. parainfluenzae 抗体価と尿中アルブミンの関係を検討した結果（**表 19**），対照群において，尿中 IgG 型抗 H. parainfluenzae 抗体価と尿中アルブミン，尿中 IgA 型抗 H. parainfluenzae 抗体価と尿中

表 19　尿中・血中抗 Haemophilus parainfluenzae 抗体価と尿中アルブミンとの関係

	IgA N	OGD
U-IgG Ab：U-Alb	0.197	0.497*
U-IgA Ab：U-Alb	0.219	0.358**
U-IgM Ab：U-Alb	0.163	0.032
U-IgA1 Ab：U-Alb	0.137	0.294***
U-IgA2 Ab：U-Alb	0.222	0.138
U-IgG Ab：S-IgG Ab	0.233	0.172
U-IgA Ab：S-IgA Ab	0.271	0.311***
U-IgM Ab：S-IgM Ab	0.043	0.270****
U-IgA1 Ab：S-IgA1 Ab	0.166	0.504*
U-IgA2 Ab：S-IgA2 Ab	0.031	0.039

$p^* < 0.0001$, $p^{**} < 0.003$, $p^{***} < 0.02$, $p^{****} < 0.03$
IgA N：IgA 腎症，OGD：その他の糸球体疾患

アルブミン，尿中 IgA1 型抗 H. parainfluenzae 抗体価と尿中アルブミン，尿中および血中の IgA 型抗 H. parainfluenzae 抗体価，尿中および血中の IgM 型抗 H. parainfluenzae 抗体価と尿中および血中の IgA1 型抗 H. parainfluenzae 抗体価との間に有意な正の相関関係が認められた．一方，IgA 腎症群においては尿中アルブミンと尿中 IgA 型，IgG 型および IgM 型抗 H. parainfluenzae 抗体価の間に，さらに尿中および血中の IgA 型，IgG 型および IgM 型抗 H. parainfluenzae 抗体価の間に，有意な差は認められなかった．

　これらの成績から，対照群においては循環血流中の IgG 型，IgA 型（IgA1 型）抗 H. parainfluenzae 抗体が糸球体を介して尿路に排泄されることが示唆されるが，一方，IgA 腎症では尿中の IgG 型，IgA 型（IgA1 型）抗 H. parainfluenzae 抗体は対照群と同様に循環血流中から糸球体を介して尿路に排泄される以外に，尿路系の粘膜において産生・分泌された IgA 型（IgA1 型）抗 H. parainfluenzae 抗体が加わった可能性が考えられる．既述したように，尿中に H. parainfluenzae 菌体外膜抗原 DNA を検出していることから，尿路系の局所免疫反応により IgA 型（IgA1 型）抗 H. parainfluenzae 抗体が産生される可能性は否定できないと考えられる．

44. 小児の IgA 腎症と Henoch-Schönlein 紫斑病性腎炎における *Haemophilus parainfluenzae* 菌体外膜抗原の関与

　小児の IgA 腎症と Henoch-Schönlein 紫斑病性腎炎の発症原因として，成人 IgA 腎症の原因抗原として考えられている Haemophilus parainfluenzae（H. parainfluenzae）菌体外膜抗原が関与しているのか否か，明らかにするために神戸大学医学部保健学科教授の吉川徳茂先生（現和歌山県立医科大学小児科教授）と共同研究を行った．吉川先生の発案で，神戸大学小児科の研究担当医と著者の双方とも，臨床診断が不明な腎生検の凍結切片を用いて，家兎抗 H. parainfluenzae 抗体により糸球体内 H. parainfluenzae 菌体外膜抗原の検出を行い，さらに，同症例の血清中抗 H. parainfluenzae 抗体価を測定する，という double-blind の方法で共同研究を行った．

　小児の IgA 腎症患者 32 例，Henoch-Schönlein 紫斑病性腎炎患者 34 例およ

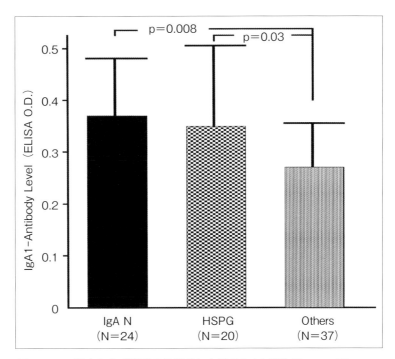

図81 IgA 腎症および紫斑病性腎炎における IgA1 型抗 *Haemophilus parainfluenzae* 抗体価

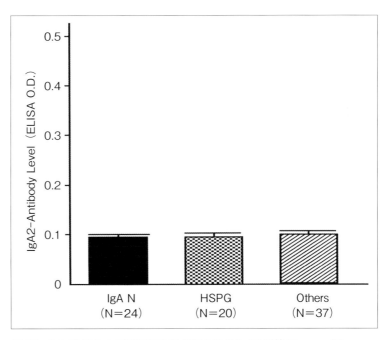

図82 IgA 腎症および紫斑病性腎炎における IgA2 型抗 *Haemophilus parainfluenzae* 抗体価

び他の糸球体疾患患者 47 例について，糸球体内 H. parainfluenzae 菌体外膜抗原の検出および血清中抗 H. parainfluenzae 抗体価の測定を行った．

その結果，①糸球体内 H. parainfluenzae 菌体外膜抗原の沈着は，IgA 腎症群においては 32 例中 10 例（31％）に，紫斑病性腎炎群においては 34 例中 12 例（35％）に認められ，他の糸球体疾患群の 47 例中 2 例（4％）に比べて両群ともに有意に高率に認められた[81]．②血清中 IgA1 型 H. parainfluenzae 抗体価は，IgA 腎症群および紫斑病性腎炎群において，他の糸球体疾患群に比べて有意に高値に認められた**(図 81)**．③血清中 IgA2 型 H. parainfluenzae 抗体価は，3 群間において有意差は認められなかった**(図 82)**．④血清中 IgA 型，IgG 型および IgM 型抗 H. parainfluenzae 抗体価は，3 群間において有意差は認められなかった．⑤血清中 IgA1 型および IgA2 型抗 H. parainfluenzae 抗体価の間の有意な正の相関関係は紫斑病性腎炎群において認められたが，IgA 腎症群においては認められなかった．⑥血清中 IgA 型および IgG 型抗 H. parainfluenzae 抗体価の間の有意な正の相関関係は IgA 腎症群において認められたが，紫斑病性腎炎群においては認められなかった．

これらの成績から，小児において H. parainfluenzae 菌体外膜抗原は，小児の IgA 腎症そして Henoch-Schönlein 紫斑病性腎炎において，発症の原因抗原として関与する可能性が示された．さらに，小児の IgA 腎症と Henoch-Schönlein 紫斑病性腎炎における IgA1 型抗 H. parainfluenzae 抗体の産生機序において，免疫応答の経路が異なる可能性が示唆された．

45. Henoch-Schönlein 紫斑における Haemophilus parainfluenzae 菌体外膜抗原の局在

Haemophilus parainfluenzae（H. parainfluenzae）菌体外膜抗原が，Henoch-Schönlein 紫斑病性腎炎の発症の原因抗原として関与することを前章で明らかにしてきた．

皮膚科領域では，Henoch-Schönlein 紫斑はアナフィラクトイド紫斑（anaphylactoid purpura）とも呼ばれており，「真皮の浅い部分の細小血管の壊死性血管炎，皮膚以外に関節，腎，消化器も罹患することがあり，上気道感染症

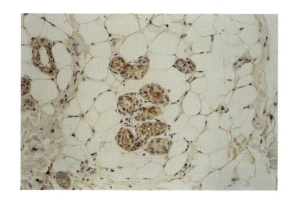
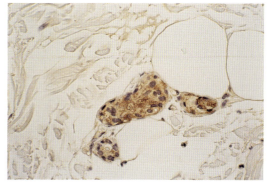
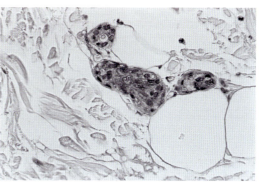

図83 Henoch-Schönlein紫斑病患者の皮膚生検組織における汗腺とその導管に一致した *Haemophilus parainfluenzae* 菌体外膜抗原の局在
（家兎抗 *Haemophilus parainfluenzae* 抗体　X400）

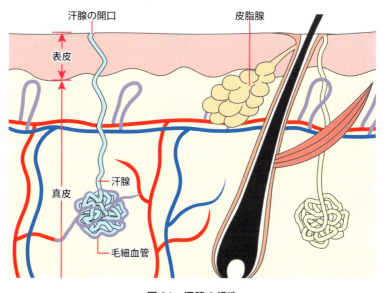

図84　汗腺の構造

後に発症する場合もあるが，原因は不明であり，小児に多いが成人でも稀ではない」と皮膚科の成書に記載されている．

これらのことから，*H. parainfluenzae* 菌体外膜抗原は Henoch-Schönlein 紫

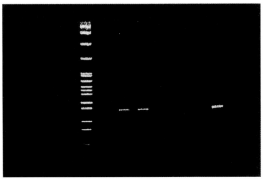

図85 パラフィン包埋皮膚切片からの *Haemophilus parainfluenzae* 菌体 DNA の抽出

斑の皮膚病変部位に存在する，と推察されたので，平成12～14年東北大学医学部内科病態学（皮膚科学）教授の田上八朗先生と共同研究を行った．

Henoch-Schönlein 紫斑病患者 12 例および他の皮膚疾患患者 9 例の皮膚生検組織切片について免疫組織学的検討を行ったところ，Henoch-Schönlein 紫斑病患者全例において，汗腺とその導管に一致して *H. parainfluenzae* 菌体外膜抗原と IgA の局在を認めた**（図 83）**（福井医科大学病理医の診断も同様であった）．一方，他の皮膚疾患患者においては，*H. parainfluenzae* 菌体外膜抗原と IgA の沈着は認められなかった．

汗腺の構造**（図 84）**を示すが，汗腺は，腎糸球体が毛細血管の塊のごとくにあるように，まさに毛細血管に囲まれた排泄組織そのものであり，汗腺の導管は尿細管そのものにみえ，汗腺から *H. parainfluenzae* 菌体外膜抗原が排泄されている可能性が考えられる．

Henoch-Schönlein 紫斑病の症例の皮膚組織に特異的に *H. parainfluenzae* 菌体外膜抗原が考えられたので，PCR 法を応用した *H. parainfluenzae* の DNA 検出のシステムを用いて検討した．

（平成 14 年：エーザイ（株）診断薬部研究室小原隆氏と共同研究）

Henoch-Schönlein 紫斑病 5 症例と IgA 腎症 1 例の厚切りされたパラフィン包埋皮膚切片から，パラフィン切片からの抗酸菌 DNA の抽出（斉藤隆：PCR 実験マニュアル）の方法を応用して検討した結果**（図 85）**，No.1～No.5 は Henoch-Schönlein 紫斑病の 5 症例および No.6 は IgA 腎症の皮膚組織，および作製した *H. parainfluenzae* の DNA（矢印）を示しているが，明らかに Henoch-Schönlein 紫斑病の症例の皮膚組織中に *H. parainfluenzae* 菌体外膜抗原の DNA の存在が認められた．

これらの成績から，*H. parainfluenzae* 菌体外膜抗原が，Henoch-Schönlein

紫斑病の発症機序に関与する可能性が明らかになった．

46. *Haemophilus parainfluenzae* 菌体外膜抗原を用いた IgA 腎症モデル

　9章において，IgA 腎症の実験モデルの病因抗原について述べたが，*H. parainfluenzae* 菌体外膜抗原が IgA 腎症の動物モデルの原因抗原になりうるか検討した．

　H. parainfluenzae 菌体外膜抗原を C3H/HeN マウスに経口投与した群（経口群）と腹腔内投与した群（腹腔群）の2群に分けて，10週毎に50週まで観察した．その結果，両群ともに糸球体 IgA 沈着とメサンギウム基質の増加を，*H. parainfluenzae* 菌体外膜抗原の糸球体沈着を，さらに血清中 IgA 型抗 *H. parainfluenzae* 抗体の産生の増加を認めた[82]．

　これらの成績から，C3H/HeN マウスにおいて，*H. parainfluenzae* 菌体外膜抗原を投与することにより IgA 腎症類似の腎病変を惹起できる可能性が示唆された．

あとがき

　私は，研究とは，自分が一生をかけて築き上げたものを，ほんの一瞬で，ほんの一行の文章で，後輩の研究者に伝えるものと考えていた．
　だからこそ，「IgA 腎症の原因抗原として *Haemophilus parainfluenzae* 菌体外膜抗原が全く関与しない」というネガティブデータでも良いから，決して中途半端なデータとはしない，と心に決めて研究を開始した．
　平成 14 年 10 月に福井医科大学を辞し，個人医院を開いてからは，診療・医院の経営・介護保険の審査委員・学校医・医師会業務などの仕事に追われているが，IgA 腎症の発症機序や病因に関する研究には様々な媒体を利用して知識を得るように頑張ってきた．
　最近の日本腎臓学会における IgA 腎症に関する発表演題は，発症機序・病因に関する演題数が減少して，扁桃摘出術あるいは扁桃摘出＋ステロイドパルス療法の有用性に関する臨床研究の演題数が増加している．
　しかし，IgA 腎症の治療としての，扁桃摘出術およびステロイドパルス療法の治療効果の機序に関する研究がなされていない状況は憂うべき状況と考えている．
　本書が，IgA 腎症の発症機序に関する研究をしている研究者，さらに，IgA 腎症の治療として扁桃摘出＋ステロイドパルス療法を施行あるいは検討している臨床医にとり有用なものとなれば，この本を著した意義が示されて望外の喜びである．

文　献

1. IgA 腎症診療指針―第 3 版―：厚生労働科学研究費補助金難治性疾患克服研究事業　進行性腎障害に関する調査研究班報告　IgA 腎症分科会. 日腎会誌 2011；53（2）：123-135
2. Berger J：IgA glomerular deposits in renal disease. Transplant Proc. 1：939-944, 1969
3. Suzuki S：Participation of complement components in glomerular deposition in IgA nephropathy. Jpn J Nephrol 31：1029-1037, 1989
4. Nakagawa H, Suzuki S, Haneda M, et al.：Significance of glomerular deposition of C3c and C3d in IgA nephropathy. Am J Nephrol 20：122-128, 2000
5. Suzuki S, Kobayashi H, Suzuki Y, et al.：Predominant polymeric IgA1 deposition in glomeruli in patients with IgA nephropathy. Jpn J Nephrol 29：271-275, 1987
6. Suzuki S, Kobayashi H, Sato H, et al.：Immunohistochemical characterization of glomerular IgA deposits in IgA nephropathy. Clin Nephrol 33：66-71, 1990
7. Suzuki S, Sato H, Kobayashi H, et al.：Comparative study of IgA nephropathy with acute and insidious onset：Clinical, Laboratory and Pathological Findings. Am J Nephrol 12：22-28, 1992
8. Sakai H, Miyazaki M, Endoh M, et al.：Increase of IgA-specific switch T cells in patients with IgA nephropathy. Clin Exp Immunol 78：378-382,1989
9. Lai LN, Ho RT, Lai CK, et al.：Increase of both circulating Th1 and Th2 T lymphocyte subsets in IgA nephropathy. Clin Exp Immunol 96：116-121, 1994
10. Nomoto Y, Sakai H, Arimori S.：Increase of IgA bearing lymphocytes in peripheral blood from patients with IgA nephropathy. Am J Clin Pathol 71：158-160, 1979
11. Magyarlaki T, Davis JC, Szabados E, et al.：Peripheral B-lymphocyte markers and function in IgA nephropathy. Clin Nephrol 33：123-129, 1990
12. Yano N, Miyazaki M, Endoh M, et al.：Increase of CD23-positive cells in peripheral blood from patients with IgA nephropathy and non-IgA proliferative glomerulonephritis. Nephron 60：404-410, 1992
13. Hiki Y, Odani H, Takahashi M, et al.：Mass spectrometry proves under-O-glycosylation of glomerular IgA1 in IgA nephropathy. Kidney Int 59：1077-1085, 2001
14. Moldoveanu Z, Wyatt RJ, Lee JY, et al.：Patients with IgA nephropathy have increased serum galactose-deficient IgA1 levels. Kidney Int 71：1148-1154, 2007
15. Isaacs KL, Miller F, Lane B.：Experimental model for IgA nephropathy. Clin Immunol Immunopathol 20：419-426, 1981
16. Rifai A, Small PA Jr, Teague PO, et al.：Experimental IgA nephropathy. J Exp Med 150：1161-1173, 1979
17. Portis JL, Coe JE.：Deposition of IgA in renal glomeruli of mink affected with Aleutian disease. Am J Pathol 96：227-236, 1979
18. Oldstone MB, Dixon FJ.：Disease accompanying in utero viral infection. The role of maternal antibody in tissue injury after transplacental infection with lymphocytic choriomeningitis virus. J Exp Med 135：827-838, 1972

19. Emancipator SN, Gallo GR, Lamm ME.：Experimental IgA nephropathy induced by oral immunization. J Exp Med 157：572-582, 1983
20. Sato M, Ideura T, Koshikawa S.：Experimental IgA nephropathy in mice. Lab Invest 54：377-384, 1986.
21. Coppo R, Mazzucco G, Martina G, et al.：Gluten-induced experimental IgA nephropathy. Lab Invest 60：499-506, 1989
22. Hinoshita F, Suzuki Y, Yokoyama K, et al.：Experimental IgA nephropathy induced by a low-dose environmental mycotoxin, nivalenol. Nephron 75：469-478, 1997
23. Nomoto Y, Sakai H.：Cold-reacting antinuclear factor in sera fron patients with IgA nephropathy. J Lab Clin Med 74：76-87, 1979
24. Nomoto Y, Sakai H, Endoh M, et al.：Scleritis and IgA nephropathy. Arch Intern Med 140：783-785, 1980
25. Czerkinsky C, Koopman WJ, Jackson S, et al.：Circulating immune complexes and immunoglobulin A rheumatoid factor in patients with mesangial immunoglobulin A nephropathies. J Clin Invest 77：1931-1938, 1986
26. Cederholm B, Wieslander J, Bygren P, et al.：Patients with IgA nephropathy have circulating anti-basement membrane antibodies reacting with structures common to collagen I,II, and IV. Proc Natl Acad Sci USA 83：6151-6155, 1986
27. 今井裕一，涌井秀樹.：各種糖および蛋白に対する抗体について．日腎誌 30：487, 1988
28. Shinkai Y, Karai M, Osawa G, et al.：Antimouse laminin antibodies in IgA nephropathy and various glomerular diseases. Nephron 56：285-296, 1990
29. Sancho J, Egido J, Rivera F, et al.：Immune complexes in IgA nephropathy：presence of antibodies against diet antigens and delayed clearance of specific polymeric IgA immune complexes. Clin Exp Immunol 54：194-202, 1983
30. Coppo R, Basolo B, Rollino C, et al.：Mediterranean diet and primary IgA nephropathy. Clin Nephrol 26：72-82, 1986
31. Laurent J, Branellec A, Heslan J-M, et al.：An increase in circulating IgA antibodies to gliadinin IgA mesangial glomerulonephritis. Am J Nephrol 7：178-183, 1987
32. Sato M, Kojima H, Takayama K, et al.：Glomerular deposition of food antigens in IgA nephropathy. Clin Exp Immunol 73：295-299, 1988
33. Kennel A, Bene MC, Hurault DLB, et al.：Serum anti-dextran antibodies in IgA nephropathy. Clin Nephrol 43：216-220, 1995
34. Nagy J, Uj M, Szucs G, et al.：Herpes virus antigens and antibodies in kidney biopsies and sera of IgA glomerulonephritic patients. Clin Nephrol 21：259-262, 1984
35. Tomino Y, Yagame M, Omata F, et al.：A case of IgA nephropathy associated with adeno- and Herpes simplex viruses. Nephron 47：258-261, 1987
36. Lai KN, Lai FMM, Lo S, et al.：IgA nephropathy associated with Hepatitis B virus antigenemia. Nephron 47：141-143, 1987
37. Gregory MC, Hammond ME, Brewer ED.：Renal deposition of cytomegalovirus antigen in immunoglobulin-A nephropathy. Lancet 331：11-14, 1988
38. Woodroffe A, Gormly AA, McKenzie PE, et al.：Immunologic studies in IgA nephropathy.

Kidney Int 18：366-374, 1980
39. Endo Y, Hara M.：Glomerular IgA deposition in pulmonary diseases. Kidney Int 29：557-562, 1986
40. Suzuki S, Nakatomi Y, Sato, H,et al.：*Haemophilus parainfluenzae* antigen and antibody in renal biopsy samples and serum of patients with IgA nephropathy. Lancet 343：12-16, 1994
41. Koyama A, Kobayashi M, Yamaguchi N, et al.：Glomerulonephritis associated with MRSA infection.：A possible role of bacterial superantigen. Kidney Int 47：207-216, 1995
42. André C, Berthoux FC, André F, et al.：Prevalence of IgA2 deposits in IgA nephropathies：a clue to their pathogenesis. N Engl J Med 303：1343-1346, 1980
43. Conley ME, Cooper MD, Michael AF.：Selective deposition of immunoglobulin A1 in immunoglobulin A nephropathy, anaphylactoid purpura nephritis, and systemic lupus erythematosus. J Clin Invest 66：1432-1436, 1980
44. Egido J, Sancho J, Mampaso F, et al.：A possible common pathogenesis of the mesangial IgA glomerulonephritis in patients with Berger's disease and Schönlein-Henoch syndrome. Proc EDTA 17：660-666, 1980
45. 馬場忠雄, 藤山佳秀, 九谷紀子, 他.：腸内細菌叢のIgAプロテアーゼ活性. 最新医学 38：1495-1500, 1983
46. 小林邦彦：分泌型IgA研究の最近の進歩. 消化器と免疫 16：1-7, 1986
47. Suzuki S, Nakatomi Y, Odani S, et al.：Circulating IgA, IgG, and IgM class antibody against *Haemophilus parainfluenzae* antigens in patients with IgA nephropathy. Clin Exp Immunol 104：306-311, 1996
48. Suzuki S, Gejyo F, Nakatomi Y, et al.：Role of IgA, IgG, and IgM antibodies against *Haemophilus parainfluenzae* antigens in IgA nephropathy. Clin Nephrol 46：287-295, 1996
49. Perry M, White A.：Immunology of the tonsils. Immunology Today 19：414-421, 1998
50. Perry ME.：The specialized structure of crypt epithelium in human palatine tonsils and functional significance. J Anat 185：111-127, 1994
51. 名倉宏：消化管とマクロファージ. 病理と臨床 16：1119-1125, 1998
52. Sato Y, Hotta O, Taguma Y, et al.：IgA nephropathy with poorly developed lymphoepithelial symbiosis of the palatine tonsils. Nephron 74：301-308, 1996
53. Kennel-De March A, Bene MC, Hurault de Ligny B, et al.：Enhanced expression of CD31 and CD54 on tonsillar high endothelial venules in IgA nephropathy. Clin Immunol Immunopathol 84：158-165, 1997
54. Bene MC, Hurault De Ligny B, Kessler M, et al.：Confirmation of tonsillar anomalies in IgA nephropathy：a multicenter study. Nephron 58：425-428, 1991
55. Harper SJ, Allen AC, Bene MC, et al.：Increased dimeric IgA-producing B cells in tonsils in IgA nephropathy determined by in situ hybridization for J chain mRNA. Clin Exp Immunol 101：442-448, 1995
56. Kusakari C, Nose M, Takasaka T, et al.：Immunopathological features of palatine tonsil

characteristic of IgA nephropathy : IgA1 localization in follicular dendritic cells. Clin Exp Immunol 95 : 42-48, 1994
57. Matsuda M, Shikata K, Wada J, et al. : Increased urinary excretion of macrophage-colony stimulating factor (M-CSF) in patients with IgA nephropathy : tonsil stimulation enhances urinary M-CSF excretion. Nephron 81 : 264-70, 1999
58. Yamaguchi K, Ozono Y, Harada T, et al. : Changes in circulating immune complex and charge distribution with upper respiratory tract inflammation in IgA nephropathy. Nephron 69 : 384-390, 1995
59. Yamabe H, Osawa H, Inuma H, et al. : Deterioration of urinary findings after tonsil stimulation in patients with IgA nephropathy. Acta Otolaryngol Suppl 523 : 169-171, 1996
60. Tokuda M, Shimizu J, Sugiyama N, et al. : Direct evidence of the production of IgA by tonsillar lymphocytes and the bindings of IgA to the glomerular mesangium of IgA nephropathy patients. Acta Otolaryngol Suppl 523 : 182-184, 1996
61. Maegawa H, Suzuki S, Mori M, et al. : Distribution of IgA-, IgG-, and IgM-producing plasma cells in palatine tonsils of patients with IgA nephropathy. Nephrology (Suppl) 5 : A3, 1999
62. Kilian M, Reinholdt J, Nyvad B, et al. : IgA1 proteases of oral streptococci : Ecological aspects. Immunol Invest 18 : 161-170, 1989
63. Lai CH, Bloomquist C, Liljemark WF. : Purification and characterization of an outer membrane protein adhesion from *Haemophilus parainfluenzae* HP-28. Infect Immun 58 : 3833-3839, 1990
64. Kilian M, Holmgren K. : Ecology and nature of immunoglobulin A1 protease-producing Streptococci in the human oral cavity and pharynx. Infect Immun 31 : 868-873, 1981
65. Reinholdt J, Tomana M, Mortensen S, et al. : Molecular aspects of immunoglobulin A1 degradation by oral Streptococci. Infect Immun 58 : 1186-1194, 1990
66. Ahl T, Reinholdt J. : Subclass distribution of salivary secretory immunoglobulin A antibodies to oral Streptococci. Infect Immun 59 : 3619-3625, 1991
67. Kilian M, Mestecky J, Kulhavy R, et al. : IgA1 proteases from *Haemophilus influenzae, Streptococcus pneumonia, Neisseria meningitidis*, and *Streptococcus sanguis* : comparative immunochemical studies. J Immunol 124 : 2596-2600, 1980
68. Putnam FW, Liu Y-S V, Low TLK. : Primary structure of a human IgA1 immunoglobulin. J Biol Chem 254 : 2865-2874, 1979
69. Lindler LE, Stutzenberger FJ. : Nephelometric assay for the immunoglobulin A1-protease produced by the oral bacterium *Streptococcus sanguis*. Arch oral Biol 27 : 853-859, 1982
70. Pozzi C, Bolasco PG, Fogazzi GB, et al. : Corticosteroids in IgA nephropathy : a randomized controlled trial. Lancet 353 : 883-887, 1999
71. Hotta O, Miyazaki M, Furuta T, et al. : Tonsillectomy and steroid pulse therapy significantly impact on clinical remission in patients with IgA nephropathy. Am J Kidney Dis 38 : 736-743, 2001
72. Suzuki S, Fujieda S, Sunaga H, et al. : Immune response of tonsillar lymphocytes to

Haemophilus parainfluenzae in patients with IgA nephropathy. Clin Exp Immunol 119：328-332, 2000

73. Suzuki S, Fujieda S, Sunaga H, et al.：Specific IgA1 synthesis against *Haemophilus parainfluenzae* antigens by tonsillar lymphocytes from patients with IgA nephropathy. Nephrology（Suppl）5：A41, 2000
74. Suzuki S, Fujieda S, Sunaga H, et al.：Synthesis of immunoglobulins against *Haemophilus parainfluenzae* by tonsillar lymphocytes from patients with IgA nephropathy. Nephrol Dial Transplant 15：619-624, 2000
75. Fujieda S, Suzuki S, Sunaga H, et al.：Induction of IgA against *Haemophilus parainfluenzae* antigens in tonsillar mononuclear cells from patients with IgA nephropathy. Clin Immunol 95：235-243, 2000
76. Fujieda S, Suzuki S, Sunaga H, et al.：Production of interferon-γ by tonsillar mononuclear cells in IgA nephropathy patients. Acta Otolaryngol 120：649-654, 2000
77. Krieg AM, Yi AK, Matson S, et al.：CpG motifs in bacterial DNA trigger direct B-cell activation. Nature 374：546-549, 1995
78. Klinman DM, Yi AK, Beaucage SL, et al.：CpG motifs present in bacterial DNA rapidly induce lymphocytes to secrete interleukin-6, interleukin 12, and interferong. Proc Natl Acad Sci USA 93：2879-2883, 1996
79. Fujieda S, Iho S, Kimura Y, et al.：DNA from *Mycobacterium bovis* BCG（MY-1）inhibits immunoglobulin E production by human lymphocytes. Am J Respir Crit Care Med 160：2056-2061, 1999
80. 藤枝重治，須長寛，山本英之，他：扁桃リンパ球の細菌抗原に対するIgA産生における合成短鎖DNAの影響. 口咽科 12：245-249, 2000
81. Ogura Y, Suzuki S, Shirakawa T, et al.：*Haemophilus parainfluenzae* antigen and antibody in children with IgA nephropathy and Henoch-Schönlein nephritis. Am J Kidney Dis 36：47-52, 2000
82. Yamamoto C, Suzuki S, Kimura H, et al.：Experimental nephropathy induced by *Haemophilus parainfluenzae* antigens. Nephron 90：320-327, 2002

索 引

あ

アナフィラクトイド紫斑　84
アミノ酸配列の分析　25

陰窩（crypt）　39
咽頭炎　17

ウイルス抗原説　10

か

外膜（outer membrane）　22
外膜蛋白（outer membrane protein：OMP）　25
汗腺　86

急性糸球体腎炎症候群　46
急性消化管感染症　2
急性上気道炎　2
急性発症型　9
共通抗原　77
局所免疫反応　15

クラススイッチ　36
グラム陰性桿菌　20
グラム陰性菌　14

抗 H. parainfluenzae 抗体　70
口蓋扁桃　40，41
口腔内常在菌　17
抗原過剰状態　79

抗原提示機能　38
抗原提示細胞　39
合成短鎖 DNA　67
骨髄由来　7

さ

細菌抗原説　10

自己抗原説　10
実験モデル　12
循環 IgA 型免疫複合体　40
食物抗原説　10

ステロイドパルス療法　57

生体防御因子　48
潜在型　9

た

唾液　48
多量体　6
単量体　6

な

内膜　23

肉眼的血尿　2

粘膜由来　7

は

胚中心　40
発症形式　9
パルスフィールドゲル電気泳動法　47

病巣感染症　38

扁桃　38
扁桃炎　17
扁桃摘出術　18
扁桃摘出＋ステロイドパルス療法　57
扁桃誘発試験　18

ま

メサンギウム領域　1
メチシリン耐性黄色ブドウ球菌（MRSA）　14
メモリー細胞　68
免疫複合体　6

ら

リンパ上皮共生状態　39
リンパ装置　39

濾胞間　40
濾胞樹状突起細胞（follicular dendritic cell：FDC）　39

欧文 他

alternative pathway　5

Berger's disease　31

C3c　5
C3d　5
C3H/HeN マウス　87
classical pathway　5

DNA の増殖能　60

Fab　16
Fc　16

Haemophilus parainfluenzae 菌体外膜構成成分　14
Henoch-Schönlein 紫斑病　77

IFN-γ 産生　65
IgA1　6
IgA1 protease　15
IgA1 型抗 *H. parainfluenzae* 抗体　49
IgA2　6
IgA2 型抗 *H. parainfluenzae* 抗体　49
IgA-IgG nephropathy　31
IgA 型抗 *Haemophilus parainfluenzae*（*H. parainfluenzae*）抗体価　29
IgA 基質特異性　16
IgA 産生関連サイトカイン　66
IgA 産生形質細胞　40
IgA 腎症類似の腎病変　87
IgA 特異的スイッチ T 細胞　11
IgA のサブクラス　5
IgA 分解酵素（IgA protease）　16
IgG1 型　70
IgG2 型　70
IgG3 型　70

IgG4 型　70
IgG 型抗 *H. parainfluenzae* 抗体　30
IgM 型抗 *H. parainfluenzae* 抗体　30
IL-4　64
IL-6 産生　64
IL-10 産生　63
isotype の抗体産生　36

J chain　7

light chain　8

O-結合型糖鎖　11

P2 porin protein　25
P5　25
P6 precursor　25

PCR 法　73
polyclonal activation　36

secretory component（SC：分泌成分）　7
Stimulation Index（SI）　60
Streptococcus mitis（*S. mitis*）　52
Streptococcus sanguis（*S. sanguis*）　52

TGF-β 産生　64
thymidine（サイミジン）の取り込み　60
tubular casts　8

Waldeyer 扁桃輪　39

κ　8
λ　8

〈著者略歴〉
鈴木　亨（すずき　さとる）

昭和55年　新潟大学医学部卒業
　　63年　新潟大学文部教官・助手
　　　　　（医学部第2内科講座）
平成2年　医学博士取得
　　7年　福井医科大学医学部・助教授
　　　　　（腎臓内科・臨床検査医学講座）
　　　　　新潟大学医学部　非常勤講師
　　　　　滋賀医科大学医学部　非常勤講師
　　14年　鈴木クリニック開設・院長

（所属学会）
昭和63年　日本内科学会認定内科医
平成3年　日本腎臓学会認定専門医
　　4年　日本腎臓学会学術評議員
　　5年　日本透析医学会認定専門医
　　7年　日本血栓止血学会評議員
　　25年　日本腎臓学会評議員

（研究助成の取得）
（IgA腎症の発症の病因解明に関する研究に対して）
平成7年度　財団法人黒住医学研究振興財団　研究助成費
　　9年度　日本医師会　医学研究助成費
　　　　　新潟大学医学部学士会　医学研究助成金

文部（科学）省科学研究費補助金
平成元年度　奨励研究（A）
平成6～11年度　基礎研究（C）
平成12・13年度　基盤研究C2

厚生科学研究費補助金（特定疾患対策研究事業）
平成13年度　特定疾患の微生物学的原因究明に関する研究班（班員）

（著書）
IgA腎症とパラインフルエンザ菌：私のIgA腎症研究史（東京図書出版会）
ドラ先生の独り言（青山ライフ出版）

IgA腎症の発症機序
―ヘモフィルス・パラインフルエンザ菌体外膜抗原と扁桃―

2015年 8月18日発行　　　　　　　　　　　　　　　　　第1版第1刷Ⓒ

著　者　鈴木　亨（すずき　さとる）

発行者　渡辺　嘉之

発行所　株式会社　総合医学社
　　　　〒101-0061　東京都千代田区三崎町1-1-4
　　　　電話 03-3219-2920　FAX 03-3219-0410
　　　　URL：http://www.sogo-igaku.co.jp　　　　　　検印省略

Printed in Japan　　　　　　　　　　　　　　　　シナノ印刷株式会社
ISBN978-4-88378-621-3

・本書に掲載する著作物の複製権・翻訳権・上映権・譲渡権・公衆送信権（送信可能化権を含む）は株式会社総合医学社が保有します。
・JCOPY　〈（社）出版者著作権管理機構　委託出版物〉
本書の無断複写は著作権法上での例外を除き禁じられています．複写される場合は，そのつど事前に，（社）出版者著作権管理機構（電話 03-3513-6969，FAX 03-3513-6979，e-mail：info@jcopy.or.jp）の許諾を得てください．